Thomas Weiser
Oliver Debrune

El uso de los smartphones en la psiquiatría moderna

bup

Thomas Weiser
Oliver Debrune

El uso de los smartphones en la psiquiatría moderna

ISBN: 978-3-69035-706-7

Número de pedido: 2019.1
También como libro electrónico
(978-3-69035-711-1)

Diseño de portada: Kerstin Laube
Producción: Johanna Kerschensteiner

Bremen University Press, 2025.
Fahrenheitstr. 11
28359 Bremen
bup@bremenuniversitypress.com
www.bremenuniversitypress.com

El manuscrito no puede ser utilizado ni total ni parcialmente sin el consentimiento previo por escrito del editor.

Este libro se ha impreso en papel ecológico procedente de explotaciones forestales sostenibles con el fin de conservar los recursos y minimizar el impacto ambiental. Al utilizar materiales reciclados y papel con certificación FSC, contribuimos a proteger los bosques y a reducir nuestra huella ecológica.

Thomas Weiser

Oliver Debrune

**El uso de los smartphones en
la psiquiatría moderna**

Visión general

PRÓLOGO		12
1.	INTRODUCCIÓN	14
2.	FUNDAMENTOS DE PSIQUIATRÍA Y TECNOLOGÍAS DIGITALES	20
3.	ÁMBITOS DE APLICACIÓN DE LOS SMARTPHONES EN PSIQUIATRÍA	28
4.	PRUEBAS CIENTÍFICAS Y SITUACIÓN DEL ESTUDIO	39
5.	PROTECCIÓN DE DATOS, ÉTICA Y CONDICIONES DEL MARCO JURÍDICO	49
6.	OPORTUNIDADES Y RIESGOS DEL USO DE SMARTPHONES EN PSIQUIATRÍA	58
7.	COLABORACIÓN INTERDISCIPLINAR E INTEGRACIÓN TÉCNICA	68
8.	EVOLUCIÓN DEL SECTOR Y TENDENCIAS TECNOLÓGICAS	86
9.	PERSPECTIVAS: LA DIGITALIZACIÓN DE LA PSIQUIATRÍA, ENTRE LA VISIÓN Y LA RESPONSABILIDAD	100
10	PERSPECTIVAS DE INVESTIGACIÓN Y RETOS METODOLÓGICOS	109
11	PALABRAS FINALES	131

Índice

PRÓLOGO		12
1.	**INTRODUCCIÓN**	**14**
1.1	Definición del problema y relevancia del tema	14
1.2	Objetivo del libro	15
1.3	Enfoque metodológico y fuentes	15
1.4	Panorama histórico de la evolución tecnológica en psiquiatría	16
2.	**FUNDAMENTOS DE PSIQUIATRÍA Y TECNOLOGÍAS DIGITALES**	**20**
2.1	Tareas de psiquiatría	20
2.2	Métodos tradicionales de diagnóstico y tratamiento	21
2.3	Conceptos básicos de tecnologías móviles y funcionamiento de los teléfonos inteligentes	22
2.4	Transformación digital de la medicina	23
2.5	Panorama de la sanidad móvil y la sanidad electrónica en la atención psiquiátrica	24
2.6	Bibliografía (Capítulo 2)	25
3.	**ÁMBITOS DE APLICACIÓN DE LOS SMARTPHONES EN PSIQUIATRÍA**	**28**
3.1	Ayuda al diagnóstico mediante aplicaciones y tecnología de sensores	28
3.2	Terapias basadas en teléfonos inteligentes: terapia cognitivo-conductual, mindfulness, autoayuda	29
3.3	Funciones de comunicación y creación de redes en un contexto terapéutico	31

3.4	Los teléfonos inteligentes en la prevención del suicidio y la intervención en crisis	32
3.5	Uso en terapia de adicciones y prevención de recaídas	33
3.6	Aplicaciones en el ámbito de la depresión, los trastornos de ansiedad y los trastornos bipolares	34
3.7	Recogida de datos en tiempo real para planes de tratamiento individualizados	35
3.8	Bibliografía (Capítulo 3)	36

4.	**PRUEBAS CIENTÍFICAS Y SITUACIÓN DEL ESTUDIO**	**39**
4.1	Panorama de los estudios empíricos pertinentes	39
4.2	Eficacia de las intervenciones digitales en comparación con la terapia tradicional	41
4.3	Análisis de metaanálisis y revisiones sistemáticas	42
4.4	Límites de la evidencia y retos metodológicos	43
4.5	Discusión de casos clínicos	44
4.6	Bibliografía (Capítulo 4)	46

5.	**PROTECCIÓN DE DATOS, ÉTICA Y CONDICIONES DEL MARCO JURÍDICO**	**49**
5.1	Requisitos de protección de datos en la UE y a escala internacional	49
5.2	Ética del rastreo digital en áreas médicas sensibles	50
5.3	Responsabilidad jurídica de médicos, promotores y pacientes	52
5.4	Soberanía digital y consentimiento informado	53
5.5	Riesgos de uso indebido y manipulación	54
5.6	Bibliografía (Capítulo 5)	56

6.	**OPORTUNIDADES Y RIESGOS DEL USO DE SMARTPHONES EN PSIQUIATRÍA**	**58**
6.1	Ventajas para pacientes, terapeutas e instituciones	58
6.2	Riesgos de la vigilancia y la autooptimización	60
6.3	Dependencia de los dispositivos y confianza tecnológica	62
6.4	Influencia en la relación terapéutica y el entorno	63
6.5	Gestión de riesgos y mecanismos de protección	64
6.6	Bibliografía (Capítulo 6)	65
7.	**COLABORACIÓN INTERDISCIPLINAR E INTEGRACIÓN TÉCNICA**	**68**
7.1	Cooperación entre psiquiatría, psicología, informática y diseño	68
7.2	Desarrollo de aplicaciones basadas en pruebas	70
7.3	Interoperabilidad con los sistemas de información clínica	71
7.4	Requisitos de facilidad de uso y accesibilidad	72
7.5	Formación y perfeccionamiento del personal médico	73
7.6	Resumen de las aplicaciones existentes	74
	deprexis	75
	Moodpath (hoy: MindDoc)	76
	elevida	76
	NOCD	77
	Wysa	77
	MindShift CBT	78
	reSET / reSET-O	78

	Conclusión y perspectivas	79
7.7	Tabular app overview	79
7.8	Bibliografía (Capítulo 7)	83

8.	**EVOLUCIÓN DEL SECTOR Y TENDENCIAS TECNOLÓGICAS**	**86**
8.1	Avances en tecnología de sensores, wearables e investigación de biomarcadores digitales	86
8.2	Integración de la inteligencia artificial y el aprendizaje automático	87
8.3	Estrategias de plataforma y cadenas de suministro digitales	89
8.4	Estrategias digitales nacionales e internacionales en el sector sanitario	90
8.5	Perspectivas de futuro: prevención, personalización, participación	92
8.6	Resumen tabular	93
8.7	Bibliografía (Capítulo 8)	97

9.	**PERSPECTIVAS: LA DIGITALIZACIÓN DE LA PSIQUIATRÍA, ENTRE LA VISIÓN Y LA RESPONSABILIDAD**	**100**
9.1	Entre las esperanzas digitales y la realidad clínica	100
9.2	La digitalización como proyecto de ética médica	101
9.3	El papel de los pacientes en la psiquiatría digital	102
9.4	Escenarios futuros: ¿Hacia dónde se dirige la psiquiatría digital?	103
9.5	La psiquiatría en la era digital: una tarea para toda la sociedad	105
9.6	Bibliografía (Capítulo 9)	106

10	**PERSPECTIVAS DE INVESTIGACIÓN Y RETOS METODOLÓGICOS**	**109**

10.1	Del estudio clínico a la realidad cotidiana	109
10.2	Retos de la recogida y calidad de los datos	110
10.3	Cuestiones éticas en la investigación digital	111
10.4	Requisitos para los enfoques de investigación interdisciplinarios	112
10.5	Perspectivas de investigación	113
10.6	Diagrama de las dimensiones de la investigación	115
10.7	Panorama de los programas de investigación existentes	115

Alemania: Ministerio Federal de Educación e Investigación (BMBF) - "Salud digital / Salud 4.0" — 115

Financiación de la UE: Horizon Europe - Cluster Health (2021-2027) — 116

Fundación Alemana de Investigación (DFG): Programas prioritarios y financiación individual — 118

Fondo de innovación en el Comité Mixto Federal (G-BA) — 119

Infraestructuras nacionales de datos de investigación (NFDI) - centradas en NFDI4Health — 120

La OMS y las ONG internacionales: impulsos a la investigación con un enfoque global — 120

Cuadro: Programas de investigación por dimensiones — 121

10.8 Proyectos internacionales de investigación sobre el uso de teléfonos inteligentes en psiquiatría — 123

RADAR-CNS (Evaluación a distancia de la enfermedad y la recaída - Trastornos del sistema nervioso central) — 123

BEHAPP - Pasaporte sanitario comportamental — 124

LAMP - Aprender, Evaluar, Gestionar, Prevenir — 125

Mindstrong Health (EE.UU.)		126
CoMynd - Infraestructura de datos cognitivos y de salud mental		127
Programa BeHe@lthy BeMobile de la OMS/UIT		128
Cuadro: Resumen de los proyectos internacionales		129
11	**PALABRAS FINALES**	**131**

Notas

- Este libro tiene una estructura modular para que cada capítulo pueda leerse de forma independiente sin tener que volver a consultar otros.

- Las listas de bibliografía utilizada y complementaria se adjuntan a los respectivos capítulos para facilitar su lectura.

- Estado de tramitación: marzo de 2025

El editor

Prólogo

Las enfermedades mentales son uno de los mayores retos de nuestro tiempo. Afectan a millones de personas en todo el mundo, impregnan todos los ámbitos de la vida y suponen un reto para las sociedades en muchos sentidos: desde el punto de vista médico, social, económico y cultural. Al mismo tiempo, estamos experimentando un desarrollo tecnológico a una velocidad sin precedentes: los dispositivos digitales, la inteligencia artificial, la tecnología de sensores móviles y las aplicaciones inteligentes están configurando nuestra vida cotidiana, nuestro comportamiento comunicativo y, cada vez más, nuestra idea de la salud.

La psiquiatría se encuentra, por tanto, en una importante intersección de dos desarrollos: la creciente necesidad de ayuda accesible, eficaz y personalizada, por un lado, y las nuevas posibilidades del apoyo, el diagnóstico y la terapia digitales, por otro. En particular, el smartphone, un instrumento cotidiano y al mismo tiempo de alto rendimiento, se está convirtiendo en el centro de atención. Puede convertirse en una herramienta de observación, autoconocimiento, intervención precoz y apoyo terapéutico. Pero también plantea interrogantes sobre la protección de datos, la justificación ética, la eficacia y la responsabilidad.

Este libro trata de arrojar luz sobre esta compleja evolución de forma comprensible, sistemática y crítica. Reúne perspectivas de la psiquiatría, la psicología , la informática, la ética y la investigación sanitaria, y está dirigido a cualquier persona interesada en el futuro digital de la salud mental, ya sea como profesional, investigador, desarrollador, responsable de la toma de decisiones o persona afectada. No se trata de euforia ni de rechazo, sino de un debate informado sobre una tecnología que ha llegado para quedarse y que cambiará profundamente nuestra práctica terapéutica.

Espero que todos los lectores encuentren este libro estimulante, clarificador y que invite a la reflexión, y que tal vez también ayude a tender nuevos puentes entre las personas y la tecnología, entre la ayuda y la vida cotidiana. La psiquiatría del futuro no empieza mañana. Empieza ahora. Y necesita, más que nunca, orientación científica, sensibilidad humana y responsabilidad compartida.

1. Introducción

1.1 Definición del problema y relevancia del tema

La psiquiatría moderna se encuentra en un estado de cambio constante, que no es sólo de naturaleza médica sino también tecnológica. Mientras que en el pasado las enfermedades psiquiátricas se diagnosticaban y trataban principalmente mediante procedimientos clínicos tradicionales, las tecnologías digitales abren ahora nuevas dimensiones de la asistencia. Entre estas tecnologías, los teléfonos inteligentes desempeñan un papel especial. Estos dispositivos omnipresentes acompañan a muchas personas las veinticuatro horas del día y tienen diversas funciones sensoriales, comunicativas y analíticas. Son precisamente estas características las que los convierten en herramientas potencialmente valiosas en la práctica psiquiátrica. El uso de teléfonos inteligentes para el diagnóstico, la intervención y el postratamiento de enfermedades psiquiátricas ofrece la oportunidad de colmar las lagunas existentes en la asistencia, personalizar los servicios de terapia individual e implicar más activamente a los pacientes en el proceso de tratamiento. Al mismo tiempo, esta tendencia plantea a los profesionales, las instituciones y las sociedades nuevos retos éticos, jurídicos y prácticos.

1.2 Objetivos del libro

El objetivo de este libro es presentar de forma sistemática y analizar críticamente las distintas facetas del uso de los teléfonos inteligentes en la atención psiquiátrica y poner de relieve tanto las oportunidades como los riesgos de forma diferenciada. Pretende permitir un examen científicamente sólido, pero orientado a la práctica, de las posibilidades y limitaciones de esta nueva tecnología. El libro se dirige a un público interdisciplinar que incluye a profesionales de la salud mental, desarrolladores de aplicaciones digitales, responsables de la toma de decisiones en el sector sanitario y lectores interesados en la ética, el derecho o la sociología. La atención se centra siempre en la cuestión de cómo utilizar de forma responsable el potencial de la digitalización móvil e integrarlo en los conceptos de tratamiento existentes sin socavar los principios básicos de las relaciones terapéuticas, la protección de datos y la autonomía.

1.3 Enfoque metodológico y fuentes

Las explicaciones de esta obra se basan en un análisis exhaustivo de la literatura científica, complementado con estudios empíricos actuales, estudios de casos de la práctica clínica e informes sobre proyectos piloto e innovaciones tecnológicas. Se tuvieron en cuenta tanto las revistas médicas como las publicaciones interdisciplinarias de los ámbitos de la psicología, la informática, la ética y el derecho. Se prestó especial atención a las evaluaciones de aplicaciones concretas para no sólo fundamentar teóricamente las afirmaciones, sino también respaldarlas con pruebas prácticas. Además, se recurrió a entrevistas con expertos y al punto de vista de los usuarios para trazar una imagen holística del tema. La información presentada se basa en las investigaciones más recientes y también tiene en cuenta campos en desarrollo dinámico como la inteligencia artificial, la legislación sobre protección de datos y el desarrollo de aplicaciones móviles.

1.4 Panorama histórico de los avances tecnológicos en psiquiatría

La historia de los avances técnicos en psiquiatría está estrechamente ligada al esfuerzo por hacer visible lo invisible. Las enfermedades mentales desafían la observación directa y la mensurabilidad, como es posible en otras disciplinas médicas, por ejemplo mediante procedimientos de imagen, análisis de sangre o análisis de diagnóstico molecular. En respuesta a este reto diagnóstico, a lo largo del tiempo se han desarrollado diversas ayudas técnicas para objetivar los estados mentales. A principios del siglo XX, por ejemplo, se empezó a utilizar la electroencefalografía para analizar los patrones de actividad neuronal en la epilepsia y en enfermedades mentales graves como la esquizofrenia. La terapia electroconvulsiva, que se utilizó a partir de los años

30, también representó un primer intento de utilizar procedimientos técnicos para la modificación terapéutica de los estados mentales, aunque su uso fue controvertido durante mucho tiempo y dio lugar a debates éticos.

Con la aparición de los diagnósticos asistidos por ordenador en las décadas de 1960 y 1970, se desarrolló un nuevo paradigma que consideraba cada vez más a la psiquiatría como una disciplina de procesamiento de datos. Durante esta época, se desarrollaron los primeros procedimientos de pruebas psicológicas en forma digitalizada, como las versiones informatizadas de las pruebas clásicas de inteligencia y personalidad. Sin embargo, estos primeros sistemas se limitaban a entornos clínicos claramente estructurados y apenas influían en la relación directa entre terapeuta y paciente. No fue hasta el desarrollo de Internet en la década de 1990 cuando surgieron nuevas posibilidades de interacción que ampliaron el proceso terapéutico más allá de la consulta tradicional. El asesoramiento por correo electrónico, las plataformas de terapia basadas en la web y los grupos de autoayuda en línea se establecieron inicialmente como complementos de la psicoterapia convencional, pero al principio fueron vistos con escepticismo por muchos profesionales.

El creciente uso de dispositivos móviles a principios del siglo XXI supuso un auténtico cambio de paradigma. Los teléfonos inteligentes, equipados con sensores, GPS, micrófono, cámara, detección de movimiento y acceso a

Internet, abrieron posibilidades completamente nuevas para supervisar, comunicar y apoyar activamente procesos psiquiátricamente relevantes. Por primera vez, fue posible registrar síntomas psicológicos no sólo retrospectivamente durante entrevistas clínicas, sino también en tiempo real, de forma sensible al contexto y durante periodos de tiempo más largos. Esto permitió documentar no sólo las experiencias subjetivas, sino también datos objetivos sobre el comportamiento, como los patrones de sueño, los perfiles de movimiento, el comportamiento comunicativo y los patrones de uso de los medios digitales.

Esta evolución se vio acelerada por los cambios en la política social y sanitaria a raíz de la pandemia de COVID-19. Durante el bloqueo sanitario provocado por la pandemia, las consultas psiquiátricas se restringieron o suspendieron por completo en muchos lugares. En esta situación excepcional, las aplicaciones móviles adquirieron una importancia central, por ejemplo para estabilizar a pacientes con enfermedades crónicas, para el asesoramiento a distancia en situaciones de crisis o para apoyar las terapias farmacológicas. Al mismo tiempo, se transformó el planteamiento de la sociedad sobre la interacción digital. La aceptación de la telemedicina a través de aumentó rápidamente, al igual que la disposición a utilizar los teléfonos inteligentes para transmitir información sensible relacionada con la salud.

Hoy en día, la psiquiatría se enfrenta a una nueva generación de tecnologías que ya no solo sirven para transmitir información, sino que contribuyen activamente a la labor diagnóstica y terapéutica. Las aplicaciones con capacidades de inteligencia artificial, aprendizaje automático y análisis predictivo ya están permitiendo una atención psiquiátrica individualizada, contextual y dinámicamente adaptable en proyectos piloto iniciales. Este desarrollo no solo representa una innovación tecnológica, sino también un cambio estructural: la psiquiatría se aleja cada vez más de un modelo de atención estático y limitado en el tiempo para pasar a un apoyo a la salud mental continuo y basado en procesos a través de interfaces digitales. La integración de los teléfonos inteligentes no es sólo un añadido, sino el comienzo de una nueva fase de la práctica psiquiátrica que debe replantearse tanto desde el punto de vista médico como social.

2. Fundamentos de psiquiatría y tecnologías digitales

2.1 Tareas de la psiquiatría

La psiquiatría abarca un amplio espectro de cuadros clínicos cuyo diagnóstico y tratamiento requieren una profunda comprensión de los contextos individuales, culturales y sociales. El carácter interdisciplinario de la psiquiatría -en la interfaz entre medicina, psicología, sociología, neurociencia y ética- plantea grandes exigencias a la profesión médica. Las enfermedades mentales son a menudo crónicas, recurrentes y están asociadas a limitaciones funcionales en la vida social, profesional y familiar. En este sentido, la psiquiatría no sólo tiene una función curativa, sino también rehabilitadora y preventiva. En la era digital, esta función se está ampliando considerablemente: junto a la atención clínica tradicional, están surgiendo nuevas formas de apoyo, por ejemplo en forma de programas digitales de autoayuda, monitorización continua del estado de ánimo o el uso de sistemas de asistencia artificialmente inteligentes para proporcionar una alerta temprana de crisis inminentes. Esta evolución requiere no sólo conocimientos técnicos, sino también una comprensión ética y didáctica más profunda de la asistencia psiquiátrica.

2.2 Métodos tradicionales de diagnóstico y tratamiento

El proceso de diagnóstico en psiquiatría se basa esencialmente en el principio del diálogo: sólo puede surgir un cuadro psicopatológico completo mediante la discusión abierta, el registro de las experiencias subjetivas y la interpretación de las expresiones lingüísticas y faciales. Sin embargo, este arte diagnóstico, que se basa en la empatía, la experiencia clínica y las observaciones estructuradas, se enfrenta a retos metodológicos. Los pacientes no siempre recuerdan con exactitud la evolución temporal, los síntomas o los desencadenantes; las distorsiones subjetivas, la represión o la deseabilidad social pueden influir en la presentación. En muchos ámbitos de la psiquiatría se carece de instrumentos de medición objetivos, que en la medicina somática se dan por descontados. Aquí es donde entran en juego las tecnologías digitales: Los teléfonos inteligentes permiten la recopilación continua de datos relevantes, ya sea a través de perfiles de movimiento, patrones de comunicación o cambios en el habla que se correlacionan con estados mentales específicos. Estos flujos de datos objetivables pueden servir de complemento a la anamnesis tradicional, no como sustitución, sino como ampliación de las posibilidades de diagnóstico.

También se están abriendo nuevos caminos en el tratamiento: mientras que la farmacoterapia fue el centro de atención durante mucho tiempo, los métodos psicoterapéuticos -en particular cognitive behavioural therapy, deep psychology-based approaches and mindfulness-based methods- han ganado un lugar firme en la atención psiquiátrica. Hoy en día, los formatos digitales permiten ofrecer estos métodos de forma interactiva y de bajo umbral. El proceso terapéutico se fragmenta, se divide en unidades más pequeñas y se organiza de forma flexible en términos de tiempo, un enfoque que es particularmente importante para los pacientes más jóvenes y las personas con acceso limitado a los servicios regulares de terapia.

2.3 Fundamentos de las tecnologías móviles y funcionamiento de los smartphones

Las características tecnológicas de los smartphones modernos son fundamentales para su potencial en aplicaciones psiquiátricas. Los sensores integrados, como acelerómetros, giroscopios, módulos GPS y magnetómetros, permiten registrar y analizar con precisión las actividades, los patrones de movimiento y la ubicación de los usuarios. Estos datos proporcionan información sobre los niveles de actividad, la calidad del sueño, la participación social o el comportamiento de retraimiento, todos ellos parámetros importantes en el diagnóstico y seguimiento de los trastornos mentales. Además, existen patrones de comunicación digital: ¿con qué frecuencia se comunican las personas, de qué manera, con qué tiempos de reacción y con qué tono de voz emocional? Los análisis lingüísticos de mensajes de texto o de voz pueden utilizarse para identificar cambios sutiles en el estado de ánimo, el impulso o el estilo de pensamiento.

Una característica clave de las tecnologías móviles es su integración en la vida cotidiana. A diferencia de los dispositivos de medición médicos tradicionales, los teléfonos inteligentes se utilizan de forma voluntaria y continua. Esta validez cotidiana y ecológica los convierte en una fuente única de datos para observaciones psiquiátricas del comportamiento. El reto consiste en traducir estos datos brutos en información significativa y utilizable clínicamente sin violar la autonomía individual ni la protección de datos.

2.4 Transformación digital en medicina

La digitalización no sólo está cambiando la tecnología, sino también la forma en que las profesiones médicas se ven a sí mismas. Los médicos se convierten cada vez más en compañeros de un sistema asistencial basado en los datos, la interconexión, la interactividad y la autogestión. Esto también se aplica a la psiquiatría, donde la confianza en la relación terapéutica desempeña un papel fundamental. Las herramientas digitales pueden apoyar esta relación, pero también socavarla. Si el contacto terapéutico se sustituye por sistemas automatizados de retroalimentación, módulos estandarizados o evaluaciones algorítmicas del riesgo, existe el riesgo de alienación o deshumanización del tratamiento. Por otro lado, los procesos digitales abren la posibilidad de llevar la atención de salud mental a regiones donde falta personal especializado, así como de llegar a personas que no confiarían en la ayuda psiquiátrica tradicional por miedo a la estigmatización.

La garantía de calidad es un reto clave. El rápido desarrollo de las aplicaciones digitales está dando lugar a un panorama confuso de programas cuya validación científica es a menudo inadecuada. Al mismo tiempo, sistemas reguladores como la autorización médica, las leyes de protección de datos y las directrices éticas van a la zaga de los avances técnicos. Por lo tanto, para que las innovaciones digitales en psiquiatría sean sostenibles a largo plazo se requiere una cultura sistemática de evaluación y un enfoque reflexivo y éticamente responsable de las nuevas posibilidades.

2.5 Panorama general de la sanidad móvil y la sanidad electrónica en la atención psiquiátrica

Los términos mHealth y eHealth se refieren a diferentes dimensiones de la misma transformación digital. Mientras que la sanidad electrónica se ocupa de sistemas más institucionales y basados en redes -como historiales electrónicos de pacientes, consultas en línea o plataformas de atención interoperables -, la sanidad móvil se centra en aplicaciones individuales y móviles. En psiquiatría, la oferta de sanidad móvil se ha desarrollado de forma especialmente dinámica en los últimos años. Actualmente existen cientos de aplicaciones que registran síntomas, ofrecen instrucciones terapéuticas, recuerdan la medicación o fomentan el autocontrol. Algunas aplicaciones se basan en principios de terapia conductual, otras en mindfulness o psicología positiva.

A pesar de la amplia oferta de programas, la relevancia clínica real de muchas de estas aplicaciones sigue sin estar clara. Los estudios demuestran que muchos programas no se han desarrollado sobre la base de pruebas, no se han evaluado o su eficacia es marginal. Al mismo tiempo, hay proyectos piloto prometedores en los que se están utilizando aplicaciones de sanidad móvil en programas de tratamiento estructurados, por ejemplo para la prevención de recaídas en la depresión, para el apoyo en los trastornos de ansiedad o para la alerta temprana en los trastornos bipolares. El reto consiste en integrar estos servicios en los programas asistenciales existentes, vincularlos a normas de calidad e investigar sistemáticamente su impacto.

2.6 Bibliografía (Capítulo 2)

Asociación Americana de Psiquiatría. (2022). *Manual diagnóstico y estadístico de los trastornos mentales* (5ª ed., revisión del texto). American Psychiatric Publishing.

Andersson, G., & Titov, N. (2014). Ventajas y limitaciones de las intervenciones basadas en Internet para los trastornos mentales comunes. *World Psychiatry, 13*(1), 4-11. https://doi.org/10.1002/wps.20083

Ben-Zeev, D., Brian, R. M., Wang, R., Wang, W., Campbell, A. T., & Aung, M. H. (2017). CrossCheck: Integración de autoinforme, detección conductual y uso de teléfonos inteligentes para identificar indicadores digitales de recaída psicótica. *Psychiatric Rehabilitation Journal, 40*(3), 266-275. https://doi.org/10.1037/prj0000243

Firth, J., Torous, J., Nicholas, J., Carney, R., Rosenbaum, S., & Sarris, J. (2017). Pueden las intervenciones de salud mental con teléfonos inteligentes reducir los síntomas de ansiedad? Un meta-análisis de ensayos controlados aleatorios. *Journal of Affective Disorders, 218*, 15-22. https://doi.org/10.1016/j.jad.2017.04.046

Krausz, M., Westenberg, J. N., Vigo, D., Spence, R. T., & Ramsey, D. (2019). Respuesta de emergencia a COVID-19 en Canadá: Desarrollo e implementación de plataformas para la eSalud en situaciones de crisis. *JMIR Salud Pública y Vigilancia, 6*(1), e18995. https://doi.org/10.2196/18995

Larsen, M. E., Nicholas, J. y Christensen, H. (2016). Una evaluación sistemática de las herramientas de teléfonos inteligentes para la prevención del suicidio. *PLOS ONE,*

11(4), e0152285. https://doi.org/10.1371/journal.pone.0152285

Mohr, D. C., Zhang, M. y Schueller, S. M. (2017). Personal sensing: Understanding mental health using ubiquitous sensors and machine learning. *Annual Review of Clinical Psychology, 13*, 23-47. https://doi.org/10.1146/annurev-clinpsy-032816-044949

Rehm, J., & Shield, K. D. (2019). Carga mundial de morbilidad e impacto de los trastornos mentales y adictivos. *Current Psychiatry Reports, 21*(2), 10. https://doi.org/10.1007/s11920-019-0997-0

Torous, J., y Roberts, L. W. (2017). El uso ético de la tecnología de salud móvil en psiquiatría clínica. *The Journal of Nervous and Mental Disease, 205*(1), 4-8. https://doi.org/10.1097/NMD.0000000000000596

OMS - Organización mundial de la salud. (2019). *Directriz de la OMS: Recomendaciones sobre intervenciones digitales para el fortalecimiento de los sistemas de salud.* https://www.who.int/publications/i/item/9789241550505

3. Áreas de aplicación de los smartphones en psiquiatría

3.1 Ayuda al diagnóstico mediante apps y tecnología de sensores

El diagnóstico psiquiátrico es tradicionalmente un proceso dialogado basado en la autoobservación y la observación de los demás. La información subjetiva sobre el estado mental, la evolución biográfica, las influencias sociales y los mecanismos psicodinámicos constituyen la base de todo diagnóstico diferenciado. Sin embargo, este procedimiento es susceptible de distorsiones: Los errores de memoria, la falta de perspicacia, las declaraciones erróneas conscientes o inconscientes y las influencias situacionales pueden afectar a la precisión del diagnóstico. Aquí es donde entran en juego las tecnologías específicas de los teléfonos inteligentes, que permiten capturar rastros digitales del comportamiento humano de forma continua, automática y sensible al contexto.

Los sensores proporcionan información sobre el movimiento (actigrafía), la ubicación (GPS), los entornos ruidosos (micrófono), el comportamiento de uso de la pantalla y los patrones de comunicación. Estos datos pueden proporcionar información sobre los niveles de actividad, la estructura diaria, el comportamiento socioespacial o la calidad del sueño, todos ellos parámetros relevantes en el diagnóstico de estados depresivos, maníacos, psicóticos o ansiosos. Los estudios han demostrado, por ejemplo, que la reducción del ejercicio, el uso frecuente de teléfonos inteligentes por la noche y una menor variabilidad del comportamiento de localización se correlacionan con síntomas depresivos. Algunas aplicaciones analizan el lenguaje a nivel semántico, prosódico y sintáctico para detectar la lentitud del pensamiento, los trastornos en la búsqueda de palabras o el aplanamiento emocional de la expresión. Esto se hace mediante el procesamiento del lenguaje natural, que permite objetivar síntomas como el aplanamiento del afecto o la lentitud mental de una forma que nunca antes había sido posible.

Las apps de ayuda al diagnóstico suelen registrar autoevaluaciones diarias, también en forma de "Evaluación Momentánea Ecológica", un procedimiento que proporciona una imagen realista del estado emocional a través de múltiples encuestas breves a lo largo del día. Esta combinación de datos subjetivos y objetivos representa un recurso diagnóstico que puede utilizarse tanto en el diagnóstico inicial como en el curso de la enfermedad.

3.2 Terapias basadas en teléfonos inteligentes: terapia cognitivo-conductual, mindfulness, autoayuda.

La aplicación de procedimientos psicoterapéuticos en formatos digitales se considera una de las innovaciones de mayor alcance en la psiquiatría moderna. En particular, la terapia cognitivo-conductual -con sus procedimientos estructurados y manualizados- puede transferirse a formatos modulares de la app . Los usuarios pueden identificar distorsiones cognitivas, registrar pensamientos automáticos, comprobar creencias disfuncionales y entrenar alternativas conductuales adaptativas, todo ello a su propio ritmo y en su propio entorno. Para muchos afectados, esto supone un umbral bajo de entrada en un enfoque terapéutico, especialmente cuando el acceso a los centros de terapia tradicionales está restringido por los tiempos de espera, la vergüenza o la distancia geográfica.

Los métodos basados en la atención plena -como la Reducción del Estrés Basada en la Atención Plena o la Terapia Cognitiva Basada en la Atención Plena- se utilizan en muchas apps en forma de meditaciones guiadas, ejercicios de respiración, escáneres corporales o impulsos de autoconciencia. Estos elementos se utilizan para la regulación de las emociones, la gestión del estrés y la estabilización cognitiva. Pueden utilizarse tanto de forma independiente como complementaria a la terapia.

Las aplicaciones de autoayuda combinan contenidos psicoeducativos con instrucciones conductuales y elementos motivacionales. Estos programas son especialmente útiles para personas con problemas de salud mental leves o moderados o para prevenir recaídas. Los estudios demuestran que las aplicaciones digitales de autoayuda con apoyo terapéutico son significativamente más eficaces que los programas no guiados, un hecho que habla en favor de la integración de estas herramientas en conceptos terapéuticos globales.

3.3 Funciones de comunicación y creación de redes en un contexto terapéutico

La terapia es una relación: este supuesto básico también se aplica en la era digital. Los teléfonos inteligentes amplían considerablemente el abanico de posibles canales de contacto entre terapeutas y pacientes. Junto a las tradicionales consultas cara a cara, están surgiendo formatos como las sesiones de videoterapia, el asesoramiento escrito, los mensajes push con funciones de recordatorio o los sistemas estructurados de retroalimentación. Estas formas pueden complementar las relaciones terapéuticas existentes o -en el caso de los llamados modelos de "atención combinada"- ser parte integrante de la psicoterapia apoyada digitalmente.

Además, los teléfonos inteligentes permiten crear grupos virtuales de autoayuda o terapias de grupo moderadas digitalmente. Especialmente para las personas con ansiedad social, movilidad limitada o enfermedades crónicas, las redes digitales pueden ser un punto de acceso crucial al apoyo social. Sin embargo, aquí también surgen nuevos retos: Por ejemplo, el riesgo de un desplazamiento no deseado de los límites debido a la accesibilidad constante, el riesgo de sobrecarga terapéutica o la necesidad de enmarcar profesionalmente las nuevas formas de comunicación. En este sentido, el uso de la comunicación digital no es sólo una decisión técnica, sino también metodológica y ética, que requiere una evaluación diferenciada caso por caso.

3.4 Los teléfonos inteligentes en la prevención del suicidio y la intervención en crisis

La accesibilidad rápida y el enfoque personalizado son factores clave para el éxito de la prevención del suicidio. Los teléfonos inteligentes ofrecen exactamente esto: Están casi siempre a mano, pueden ofrecer intervenciones momentáneas en crisis y proporcionar conexiones con personas de apoyo. En este ámbito se han desarrollado aplicaciones específicas que activan la ayuda inmediata con unos pocos clics, ofrecen sugerencias automatizadas para afrontar situaciones difíciles o recuerdan a los usuarios sus recursos personales. Algunos programas preguntan por el estado de ánimo a intervalos regulares y responden a constelaciones de riesgo con advertencias, instrucciones de seguridad o conexiones de emergencia.

Otra innovación es la integración de planes de crisis en aplicaciones móviles. Estos planes -creados junto con los terapeutas- incluyen señales de alarma, factores de protección, objetivos personales, estrategias de seguridad y personas de contacto. En situaciones agudas, pueden ayudar a interrumpir patrones de comportamiento automatizados y abrir nuevas posibilidades de actuación. Las investigaciones han demostrado que este apoyo móvil tiene un efecto positivo en la sensación de seguridad y la gestión de crisis, sobre todo entre los adultos jóvenes. Al mismo tiempo, existe el riesgo de desbordamiento si los afectados no se sienten apoyados en el momento crucial o si los problemas técnicos impiden el acceso. Por lo tanto, sigue siendo esencial la integración continua de estas herramientas en un sistema de asistencia fiable.

3.5 Uso en terapia de adicciones y prevención de recaídas

El alto riesgo de recaída y el curso episódico de muchas adicciones requieren servicios de apoyo continuos y personalizados. En este sentido, los teléfonos inteligentes ofrecen una plataforma que permite tanto la autoobservación como la retroalimentación terapéutica en tiempo real. Los usuarios pueden documentar comportamientos de consumo, registrar desencadenantes, identificar situaciones personales de alto riesgo y recurrir a estrategias de afrontamiento.

Las aplicaciones también pueden crear circuitos de retroalimentación en los que se visualizan los éxitos y se refuerzan positivamente los pequeños avances. Algunas aplicaciones funcionan con sistemas de refuerzo, por ejemplo mediante recompensas virtuales o reconocimiento social dentro de grupos digitales. Otras se basan en sistemas de alerta basados en la ubicación que envían alertas preventivas al entrar en lugares críticos (ejemplo, un bar o un antiguo lugar de consumo). La eficacia de estos sistemas es especialmente alta cuando se vinculan a objetivos personalizados y a la reflexión terapéutica.

La prevención digital de recaídas no funciona de forma aislada, sino como parte de un concepto de tratamiento integral que combina intervenciones terapéuticas, sociales y médicas. Su mayor fuerza reside en su presencia continua y en la flexibilidad con la que puede responder a las exigencias de la situación.

3.6 plicaciones en el ámbito de la depresión, los trastornos de ansiedad y los trastornos bipolares.

La sintomatología de los trastornos afectivos y de ansiedad es especialmente adecuada para el registro y la intervención con apoyo digital. La depresión se asocia a alteraciones de la actividad, insomnio, retraimiento social y pensamientos negativos, todo lo cual puede observarse, documentarse y abordarse terapéuticamente con teléfonos inteligentes. Muchas personas deprimidas tienden a la inactividad, evitan las relaciones sociales y pierden su estructura diaria. Las aplicaciones que registran actividades, fijan objetivos, envían recordatorios o proporcionan estímulos sociales pueden romper este proceso.

Las exposiciones son un elemento terapéutico central para los trastornos de ansiedad. Las aplicaciones digitales permiten realizar estos ejercicios de forma cercana a la vida cotidiana, acompañados de instrucciones, funciones de evaluación y retroalimentación. La terapia se traslada a contextos de la vida real y se refuerza la autoeficacia.

En el caso de los trastornos bipolares, la atención se centra en la detección precoz de los cambios de fase. Los sistemas de monitorización digital registran los patrones de sueño, la frecuencia del habla, el comportamiento de movimiento y el estado de ánimo para detectar señales de alerta temprana de episodios maníacos o depresivos. Los primeros estudios muestran que las recaídas pueden reducirse si esos datos se analizan periódicamente y se integran en las decisiones terapéuticas.

3.7 Recogida de datos en tiempo real para planes de tratamiento individualizados.

El uso de teléfonos inteligentes para la recogida continua de datos permite una forma de atención psiquiátrica que se adapta a los cambios de forma dinámica e individualizada. A diferencia de los planes de evolución estandarizados, el registro continuo del estado de ánimo, el comportamiento, la actividad y la comunicación permite adaptar la terapia en tiempo real.

Las intervenciones terapéuticas pueden personalizarse: Los pacientes con riesgo de abstinencia reciben una activación social más intensiva; los pacientes con un ciclo sueño-vigilia inestable reciben recomendaciones conductuales específicas o ajustes de la medicación. La decisión de realizar intervenciones de crisis, ingresos hospitalarios o ajustes en el plan de terapia farmacológica de también puede tomarse con mayor conocimiento de causa gracias a las señales digitales de alerta temprana.

Este tipo de psiquiatría personalizada plantea grandes exigencias en materia de análisis de datos, interpretación médica y responsabilidad ética. La avalancha de datos debe filtrarse con sensatez, contextualizarse y evaluarse desde el punto de vista médico: solo así se puede crear un valor terapéutico añadido que consista en apoyo y no en supervisión.

3.8 Bibliografía (Capítulo 3)

Ben-Zeev, D., Scherer, E. A., Wang, R., Xie, H. y Campbell, A. T. (2015). Evaluación psiquiátrica de próxima generación: Uso de sensores de teléfonos inteligentes para controlar el comportamiento y la salud mental. *Psychiatric Rehabilitation Journal, 38*(3), 218-226. https://doi.org/10.1037/prj0000130

Firth, J., Torous, J., Carney, R., Newby, J. M., Cosco, T. D., Christensen, H., & Sarris, J. (2018). Tecnologías digitales en el tratamiento de la ansiedad: Innovaciones recientes y direcciones futuras. *Current Psychiatry Reports, 20*(6), 44. https://doi.org/10.1007/s11920-018-0912-9

Firth, J., Torous, J., Nicholas, J., Carney, R., Pratap, A., Rosenbaum, S., & Sarris, J. (2017). La eficacia de las intervenciones de salud mental basadas en teléfonos inteligentes para los síntomas depresivos: Un meta-análisis de ensayos controlados aleatorios. *World Psychiatry, 16*(3), 287-298. https://doi.org/10.1002/wps.20472

Huckvale, K., Nicholas, J., Torous, J., & Larsen, M. E. (2020). Smartphone apps for the treatment of mental health conditions: Status and considerations. *Current Opinion in Psychology, 36*, 65-70. https://doi.org/10.1016/j.copsyc.2020.04.008

Naslund, J. A., Marsch, L. A., McHugo, G. J., & Bartels, S. J. (2015). Emerging mHealth and eHealth interventions for serious mental illness: A review of the literature. *Journal of Mental Health, 24*(5), 321-332. https://doi.org/10.3109/09638237.2015.1019054

Nicholas, J., Larsen, M. E., Proudfoot, J., & Christensen, H. (2015). Aplicaciones móviles para el trastorno bipolar: Una revisión sistemática de las características y la calidad del contenido. *Journal of Medical Internet Research, 17*(8), e198. https://doi.org/10.2196/jmir.4581

Pratap, A., Neto, E. C., Snyder, P., Steppe, B., Mooney, S. D., Menke, J., ... & Mohr, D. C. (2019). Indicadores de retención en estudios de salud digital a distancia: A cross-study evaluation of 100,000 participants. *npj Digital Medicine, 3*(1), 21. https://doi.org/10.1038/s41746-020-0224-8

Rohani, D. A., Faurholt-Jepsen, M., Kessing, L. V., & Bardram, J. E. (2018). Correlaciones entre las características conductuales objetivas recopiladas de dispositivos móviles y wearables y los síntomas del estado de ánimo depresivo en pacientes con trastornos afectivos: Revisión sistemática. *JMIR mHealth and uHealth, 6*(8), e165. https://doi.org/10.2196/mhealth.9691

Torous, J., Wisniewski, H., Liu, G., & Keshavan, M. (2018). Uso, preocupaciones y beneficios de las apps de salud mental para teléfonos móviles: Un estudio de encuesta colaborativa. *JMIR Mental Health, 5*(1), e11715. https://doi.org/10.2196/mental.9441

Torous, J., & Firth, J. (2020). El efecto placebo digital: La salud mental móvil se encuentra con la psiquiatría clínica. *The Lancet Psychiatry, 7*(1), 12-14. https://doi.org/10.1016/S2215-0366(19)30429-4

4. Pruebas científicas y situación del estudio

4.1 Panorama de los estudios empíricos pertinentes

La investigación científica sobre la integración de los teléfonos inteligentes en la atención psiquiátrica ha aumentado considerablemente en los últimos diez años. El número de estudios clínicos, proyectos piloto, observaciones prospectivas y ensayos controlados aleatorios no ha dejado de crecer. Estos estudios se dedican principalmente a tres cuestiones centrales: la eficacia de las intervenciones digitales, la validez de la recogida pasiva de datos y la aceptación de estas tecnologías por los afectados.

Un ejemplo llamativo de estudio clínicamente controlado es el proyecto **"Mobile Assessment for the Prediction of Suicide (MAPS)"**, realizado en la Facultad de Medicina de Harvard. El objetivo del estudio era desarrollar modelos predictivos del riesgo de suicidio en adolescentes utilizando sensores de teléfonos inteligentes y encuestas sobre el estado de ánimo. Durante varias semanas se recogieron datos sobre el sueño, la actividad, la comunicación y la autopercepción emocional. Los resultados mostraron que determinados patrones digitales -como una reducción repentina de la interacción social combinada con un aumento del tiempo nocturno frente a la pantalla- se asociaban significativamente con un mayor riesgo de suicidio.

Otro ejemplo lo ofrece el estudio de **Ben-Zeev et al. (2017)** titulado *CrossCheck*, en el que se realizó un seguimiento de pacientes con esquizofrenia durante un periodo de seis meses utilizando teléfonos inteligentes. Se combinaron datos pasivos (como GPS y perfiles de movimiento) y datos activos del usuario (como evaluaciones del estado de ánimo) con el fin de reconocer las recaídas en una fase temprana. El estudio demostró que las recaídas suelen ir acompañadas de una combinación característica de aislamiento creciente, cambios en la conducta de movimiento y cambios en la conducta de comunicación.

También hay estudios bien fundamentados en el ámbito de los trastornos afectivos. Por ejemplo, **Firth et al. (2017)** analizaron la eficacia de las intervenciones digitales para la depresión en un metaanálisis a gran escala. De los 18 estudios aleatorizados incluidos, 14 mostraron mejoras significativas en los síntomas depresivos en comparación con los grupos de control. Las aplicaciones basadas en los principios de la terapia cognitivo-conductual y con contenidos interactivos e individualizados resultaron especialmente eficaces.

En cuanto a los trastornos de ansiedad, cabe destacar el estudio controlado aleatorizado de **Ly et al. (2014)**, en el que más de 80 participantes con ansiedad social utilizaron una aplicación para smartphone que incluía ejercicios de exposición, entrenamiento en atención plena y módulos psicoeducativos. La intervención condujo a una reducción significativa de los síntomas de ansiedad y la mayoría de los participantes la calificaron de útil y practicable.

4.2 Eficacia de las intervenciones digitales en comparación con la terapia tradicional

La comparación directa entre las intervenciones basadas en teléfonos inteligentes y la psicoterapia tradicional plantea cuestiones metodológicas y teóricas complejas. La conclusión más importante de la investigación realizada hasta la fecha es que las intervenciones digitales son especialmente eficaces cuando no se utilizan de forma aislada, sino que se integran en un concepto terapéutico global.

En un estudio de revisión comparativa, **Andersson y Titov (2014)** mostraron que las terapias cognitivo-conductuales basadas en Internet y en teléfonos inteligentes para trastornos depresivos leves a moderados pueden alcanzar tamaños del efecto en el rango de las terapias presenciales tradicionales, siempre que los programas incluyan algún tipo de apoyo de un especialista.

El **estudio MooDFit** de Nicholas et al. (2020), en el que se comparó una app de apoyo al tratamiento de la depresión con un mero grupo de espera, ofrece un resultado interesante. El grupo de intervención mostró una reducción significativamente mayor de los síntomas, pero los efectos solo se mantuvieron estables si la app se utilizaba con regularidad y se combinaba con el contacto terapéutico.

Un ejemplo notable de intervención totalmente digital es el **estudio "Sleepio"** sobre el tratamiento del insomnio en pacientes depresivos. En él se demostró que la terapia cognitivo-conductual para la regulación del sueño en forma de app mejoraba significativamente la calidad del sueño y reducía indirectamente los síntomas depresivos, un efecto que seguía siendo detectable seis meses después de finalizar la intervención.

Estos estudios dejan claro que las intervenciones digitales - si se planifican y apoyan cuidadosamente- pueden ser terapéuticamente eficaces. Sin embargo, requieren un alto nivel de compromiso por parte del usuario y su impacto depende en gran medida de la calidad del contenido, la facilidad de uso de las aplicaciones y el marco terapéutico.

4.3 Análisis de metaanálisis y revisiones sistemáticas

Varios metaanálisis ofrecen evaluaciones resumidas de la eficacia de las intervenciones digitales, en particular las basadas en teléfonos inteligentes. En el metanálisis de **Firth et al. (2017)**, en el que se examinaron 18 estudios sobre síntomas depresivos, se hallaron tamaños del efecto medios (d de Cohen = 0,33), según los cuales los programas con contenido psicoterapéutico activo eran significativamente más eficaces que las aplicaciones puramente informativas.

En una revisión sistemática, **Linardon et al. (2019)** analizaron 66 estudios sobre intervenciones con teléfonos inteligentes para diversos trastornos mentales. Llegaron a la conclusión de que la mayor eficacia se lograba con apps que combinaban feedback personalizado, estrategias de terapia conductual y seguimiento de datos del usuario. El efecto era menor en el caso de contenidos puramente educativos o de consumo pasivo.

En otro metaanálisis de **Torous et al. (2020)**, se examinaron los resultados de 97 programas digitales para el tratamiento de la ansiedad y la depresión. Los autores llegaron a la conclusión de que las "intervenciones adaptativas justo a tiempo" (JITAI) -es decir, programas que responden a datos en tiempo real- son especialmente eficaces y orientadas al futuro. Sin embargo, también se señaló aquí la inadecuada calidad metodológica de muchos estudios.

4.4 Límites de la evidencia y retos metodológicos

A pesar del crecimiento de la base de datos, muchas preguntas siguen sin respuesta. El gran número de estudios se asocia a una heterogeneidad metodológica igualmente grande: Diferentes procedimientos diagnósticos, diseños de estudio variables, grupos destinatarios muy divergentes e incoherencias en la aplicación técnica dificultan la evaluación sistemática de los resultados.

Un problema clave es la elevada tasa de abandono en muchos estudios. Los usuarios suelen abandonar los programas digitales prematuramente: en algunos estudios, la tasa de abandono supera el 50%. Esto plantea dudas sobre la facilidad de uso, la relevancia emocional de los contenidos y la motivación para la autoayuda. Además, muchos estudios carecen de observaciones a largo plazo. Sólo unos pocos estudios registran el éxito del tratamiento durante más de seis meses, lo que hace mucho más difícil evaluar la sostenibilidad.

Además, la mayoría de los estudios se realizan en condiciones óptimas, es decir, con sujetos de ensayo especialmente motivados, apoyo técnico y puntos de contacto regulares. La transferibilidad de estos resultados a la práctica clínica diaria, donde las intervenciones digitales suelen utilizarse sin supervisión, es limitada.

4.5 Discusión de casos clínicos

Un estudio de caso ejemplar se refiere a una mujer de 27 años con un trastorno de ansiedad generalizada que utilizó una aplicación basada en la terapia conductual en mientras esperaba una plaza en terapia. Gracias a los ejercicios diarios de exposición, el entrenamiento en mindfulness y la oportunidad de documentar sus patrones de ansiedad, pudo realizar progresos iniciales y trabajar de forma más específica en áreas problemáticas concretas en la psicoterapia posterior. La aplicación le sirvió de puente hacia la terapia.

Otro ejemplo es el de un hombre de 45 años con trastorno bipolar que registraba regularmente la duración de su sueño, su estado de ánimo y sus niveles de energía mediante una aplicación. Junto con la atención médica, se detectó la hipomanía en una fase temprana, lo que permitió ajustar la medicación a tiempo. El sistema digital de alerta temprana permitió evitar la hospitalización.

En la prevención del suicidio también pueden observarse casos impresionantes. Por ejemplo, un joven con pensamientos suicidas recurrentes fue dado de alta tras una intervención de crisis en régimen de hospitalización con una aplicación que incluía un diario digital de emergencias, un enlace directo al centro de asesoramiento y un módulo de afrontamiento creado individualmente. La aplicación ayudó al afectado a identificar a tiempo los síntomas de la crisis y a buscar ayuda en una fase temprana.

Estos casos individuales muestran cómo el uso de herramientas digitales puede integrarse de forma significativa en los procesos de tratamiento clínico, siempre que estén personalizadas y cuenten con apoyo profesional.

4.6 Bibliografía (Capítulo 4)

Andersson, G., & Titov, N. (2014). Ventajas y limitaciones de las intervenciones basadas en Internet para los trastornos mentales comunes. *World Psychiatry, 13*(1), 4-11. https://doi.org/10.1002/wps.20083

Ben-Zeev, D., Brian, R. M., Wang, R., Wang, W., Campbell, A. T., & Aung, M. H. (2017). CrossCheck: Integración de autoinforme, detección conductual y uso de teléfonos inteligentes para identificar indicadores digitales de recaída psicótica. *Psychiatric Rehabilitation Journal, 40*(3), 266-275. https://doi.org/10.1037/prj0000243

Firth, J., Torous, J., Nicholas, J., Carney, R., Rosenbaum, S., & Sarris, J. (2017). La eficacia de las intervenciones de salud mental basadas en teléfonos inteligentes para los síntomas depresivos: Un meta-análisis de ensayos controlados aleatorios. *World Psychiatry, 16*(3), 287-298. https://doi.org/10.1002/wps.20472

Linardon, J., Cuijpers, P., Carlbring, P., Messer, M., & Fuller-Tyszkiewicz, M. (2019). La eficacia de las intervenciones de teléfonos inteligentes apoyadas por aplicaciones para problemas de salud mental: Un metaanálisis de ensayos controlados aleatorios. *World Psychiatry, 18*(3), 325-336. https://doi.org/10.1002/wps.20673

Ly, K. H., Trüschel, A., Jarl, L., Magnusson, S., Windahl, T., Johansson, R., & Andersson, G. (2014). Behavioural activation versus mindfulness-based guided self-help treatment administered through a smartphone application: A randomised controlled trial. *BMJ Open, 4*(1), e003440. https://doi.org/10.1136/bmjopen-2013-003440

Nicholas, J., Larsen, M. E., Proudfoot, J., & Christensen, H. (2015). Aplicaciones móviles para el trastorno bipolar: Una revisión sistemática de las características y la calidad del contenido. *Journal of Medical Internet Research, 17*(8), e198. https://doi.org/10.2196/jmir.4581

Nicholas, J., Shilton, K., Schueller, S. M., & Torous, J. (2020). The role of digital just-in-time adaptive interventions in depression: A scoping review. *Journal of Technology in Behavioural Science, 5*(4), 415-423. https://doi.org/10.1007/s41347-020-00161-6

Pratap, A., Neto, E. C., Snyder, P., Steppe, B., Mooney, S. D., Menke, J., ... & Mohr, D. C. (2019). Indicadores de retención en estudios de salud digital a distancia: A cross-study evaluation of 100,000 participants. *npj Digital Medicine, 2*, 21. https://doi.org/10.1038/s41746-019-0128-9

Torous, J., Lipschitz, J., Ng, M., & Firth, J. (2020). Las tasas de abandono en los ensayos clínicos de aplicaciones de teléfonos inteligentes para los síntomas depresivos: Una revisión sistemática y meta-análisis. *Journal of Affective Disorders, 263*, 413-419. https://doi.org/10.1016/j.jad.2019.10.019

Torous, J., Wisniewski, H., Bird, B., Carpenter, E., David, G., Elejalde, E., ... & Keshavan, M. (2019). Creating a digital health smartphone app and digital phenotyping platform for mental health and diverse healthcare needs: An interdisciplinary and collaborative approach. *Journal of Technology in Behavioural Science, 4*, 73-85. https://doi.org/10.1007/s41347-019-00095-6

5. Protección de datos, ética y condiciones del marco jurídico

5.1 Requisitos de protección de datos en la UE y a escala internacional

El uso de teléfonos inteligentes en la atención psiquiátrica implica inevitablemente una cantidad considerable de datos personales sensibles. Estos datos no solo se refieren a diagnósticos médicos, sino que también incluyen patrones de comportamiento, historiales de localización, conductas de comunicación, estados emocionales y, a veces, incluso intimidades de pensamiento y sentimiento. En el espacio jurídico europeo, el tratamiento de este tipo de información está sujeto a normas estrictas, que se rigen en particular por el Reglamento General de Protección de Datos (RGPD).

Según el artículo 9 del GDPR, los datos sanitarios se consideran "categorías especiales de datos personales" y están sujetos a un nivel de protección especialmente elevado. Su tratamiento solo está permitido en condiciones estrictas: por ejemplo, sobre la base de un consentimiento expreso, para tratamientos médicos o para proteger intereses vitales.

El consentimiento debe ser voluntario, informado e inequívoco. Esto significa que los pacientes no solo deben ser informados de qué datos se recogen, sino también de cómo se almacenan, se procesan en y, si es necesario, se transmiten. Esta transparencia no siempre está garantizada, sobre todo en el caso de las aplicaciones móviles que se distribuyen a través de tiendas de aplicaciones y son operadas por proveedores comerciales. En muchos casos, los usuarios no saben qué proveedores terceros tienen acceso a sus datos, cuánto tiempo se almacenan o con qué fines se evalúan, por ejemplo para análisis publicitarios, optimización de productos o investigación.

Fuera de Europa, las normas legales son mucho menos estrictas en algunos casos. En Estados Unidos, por ejemplo, se considera autoritaria la Ley de Portabilidad y Responsabilidad de los Seguros Sanitarios (HIPAA), pero no cubre a todos los proveedores digitales y ofrece derechos de protección menos amplios. En muchos otros países, no existe normativa específica sobre protección de datos en el sector sanitario. Estas diferencias no sólo dificultan la investigación transfronteriza, sino que también plantean la cuestión de hasta qué punto los enfermos mentales están adecuadamente protegidos cuando utilizan aplicaciones disponibles a nivel internacional.

5.2 Ética del seguimiento digital en áreas médicas sensibles

La recogida, evaluación e interpretación algorítmica de datos psiquiátricos relevantes sobre el comportamiento mediante teléfonos inteligentes no es sólo un problema jurídico, sino sobre todo ético. La cuestión central es: ¿cómo conciliar la protección de la integridad psicológica con las posibilidades de la innovación digital?

La autonomía es un principio ético central en el contexto médico. Presupone la capacidad y posibilidad de tomar decisiones sobre uno mismo, también y sobre todo en relación con el tratamiento de la información personal. En el espacio digital, sin embargo, esta autonomía está en peligro, por ejemplo debido a algoritmos poco transparentes, conocimientos asimétricos entre proveedores y usuarios o formas sutiles de control del comportamiento ("nudging"). Se plantea la cuestión de si una persona que sufre un episodio depresivo grave está realmente en condiciones de tomar una decisión informada sobre la divulgación de sus datos, o si existe una sobrecarga estructural que hace necesaria una protección especial.

Otro principio ético clave es el de no dañar. Obliga a todas las partes implicadas a no causar daño con sus acciones. En el contexto digital, el daño puede ser causado no sólo por la filtración de datos o su uso indebido, sino también por análisis incorrectos, falsos positivos o estigmatización algorítmica. Si, por ejemplo, una aplicación diagnostica erróneamente un episodio maníaco o acusa a un paciente de comportamiento suicida, esto puede tener graves consecuencias sociales, psicológicas e incluso legales.

Por último, también debe tenerse en cuenta el principio de justicia: no todas las personas tienen igual acceso a los servicios digitales, por ejemplo debido a barreras socioeconómicas, lingüísticas o técnicas. Una digitalización irreflexiva de la atención psiquiátrica puede reforzar las desigualdades existentes si los grupos vulnerables quedan sistemáticamente excluidos o no reciben igual acceso a la ayuda terapéutica.

5.3 Responsabilidad legal de médicos, promotores y pacientes

La cuestión de la responsabilidad jurídica en el contexto de la psiquiatría digital aún no está suficientemente aclarada. Afecta a varios actores: los especialistas tratantes, los desarrolladores de los programas informáticos y los propios usuarios. Los médicos están sujetos a la obligación profesional de proporcionar un diagnóstico y un tratamiento cuidadosos. Si se basan en datos digitales -por ejemplo, para evaluar la evolución de un paciente o prescribirle medicación-, asumen la responsabilidad médica correspondiente. Al mismo tiempo, no deben confiar ciegamente en los resultados de aplicaciones o algoritmos, sino que deben reflexionar críticamente sobre su validez y clasificarlos en el contexto de su evaluación clínica.

Los desarrolladores de software, por su parte, son responsables de la funcionalidad técnica, la transparencia del tratamiento de datos de y el cumplimiento de las normas de protección de datos aplicables. En la UE, se aplican requisitos estrictos a los productos sanitarios de conformidad con el Reglamento (UE) 2017/745 (MDR), en vigor desde 2021. Las aplicaciones digitales que cumplen fines diagnósticos o terapéuticos deben cumplir estos criterios, que incluyen pruebas clínicas, evaluación de riesgos y certificación.

Para los pacientes, la cuestión sigue siendo hasta qué punto ellos mismos son responsables del uso de los servicios digitales. ¿Pueden ser considerados responsables si manipulan una aplicación, introducen datos incorrectos o ignoran las advertencias? En la práctica, esto depende de muchos factores, como el grado de autocontrol, el deber de informar por parte de quienes les tratan y el caso individual concreto. En general, sin embargo, la responsabilidad debe recaer en quien tiene el poder de decisión, y en el espacio digital, a menudo no es el paciente, sino los operadores de la plataforma.

5.4 Soberanía digital y consentimiento informado

Soberanía digital significa poder controlar los propios datos, procesos de comunicación e identidades digitales. Es una condición necesaria para el uso responsable de los teléfonos inteligentes en el tratamiento psiquiátrico. Sin embargo, esta soberanía de no puede darse por sentada. Muchas aplicaciones exigen amplios derechos de acceso que van mucho más allá de lo necesario para el tratamiento médico. Otras hacen prácticamente imposible comprender de forma comprensible las condiciones de uso de los datos.

El consentimiento informado -requisito básico para cualquier intervención médica- se está convirtiendo cada vez más en un reto en el contexto digital. Requiere que los afectados comprendan a qué están dando su consentimiento. Sin embargo, la complejidad de los procesos técnicos, la dinámica de los modelos basados en datos y la estructura empresarial, a menudo opaca, que hay detrás de muchas aplicaciones dificultan considerablemente esta tarea. Para evitar que el consentimiento informado degenere en una formalidad vacía, se necesitan formatos de información claros, comprensibles y estructurados, idealmente combinados con opciones de consulta individualizadas.

Deben aplicarse medidas de protección especiales a los grupos vulnerables, como menores, personas con deficiencias cognitivas o en crisis mentales agudas. No basta con el consentimiento formal, sino que es necesaria una arquitectura de protección integral que integre normas técnicas, jurídicas y ético-médicas.

5.5 Riesgos de uso indebido y manipulación

La digitalización de la psiquiatría no sólo abre nuevas opciones de tratamiento, sino también nuevos objetivos de abuso. Por ejemplo, los datos de comportamiento -como historiales de localización, hábitos de comunicación o estados emocionales- pueden utilizarse para crear perfiles detallados de personalidad, por ejemplo por compañías de seguros, empleadores o anunciantes. El riesgo de influencia política o ideológica a través de la difusión de información personalizada ("digital nudging") también es real, especialmente para personas con mayor vulnerabilidad psicológica.

Otro problema es la discriminación algorítmica: Si los sistemas asistidos por IA se entrenan a partir de datos desequilibrados, determinados grupos -como las personas de origen inmigrante, las personas no binarias o las que padecen enfermedades mentales crónicas- pueden verse sistemáticamente desfavorecidos o juzgados erróneamente. Estas distorsiones son difíciles de reconocer y aún más de corregir, ya que el funcionamiento de muchos algoritmos se considera secreto comercial.

Por último, pero no por ello menos importante, existe el riesgo de manipulación selectiva: las aplicaciones pueden diseñarse para orientar el comportamiento del usuario en una dirección determinada, por ejemplo mediante sistemas de recompensa, señales repetidas o diseño visual. En un contexto terapéutico, esto puede ser útil -por ejemplo, para apoyar el cambio de comportamiento-, pero sin un control ético, existe el riesgo de sobrepasar los límites, especialmente si hay intereses comerciales de por medio.

5.6 Bibliografía (Capítulo 5)

Beauchamp, T. L., & Childress, J. F. (2019). *Principios de ética biomédica* (8ª ed.). Oxford University Press.

Unión Europea. (2016). *Reglamento (UE) 2016/679 del Parlamento Europeo y del Consejo de 27 de abril de 2016 (Reglamento general de protección de datos)*. Diario Oficial de la Unión Europea, L119, 1-88. https://eur-lex.europa.eu/eli/reg/2016/679/oj

Unión Europea. (2017). *Reglamento (UE) 2017/745 del Parlamento Europeo y del Consejo, de 5 de abril de 2017, sobre productos sanitarios (MDR)*. Diario Oficial de la Unión Europea, L117, 1-175. https://eur-lex.europa.eu/eli/reg/2017/745/oj

Fiske, A., Henningsen, P., & Buyx, A. (2019). Tu terapeuta robot te verá ahora: Implicaciones éticas de la inteligencia artificial incorporada en psiquiatría, psicología y psicoterapia. *Journal of Medical Internet Research, 21*(5), e13216. https://doi.org/10.2196/13216

Morley, J., Floridi, L., Kinsey, L., & Elhalal, A. (2020). Del qué al cómo: An initial review of publicly available AI ethics tools, methods and research to translate principles into practices. *Science and Engineering Ethics, 26*(4), 2141-2168. https://doi.org/10.1007/s11948-019 00165-5

Shen, N., Levitan, M. J., Johnson, A., Bender, J. L., Hamilton-Page, M., Jadad, A. R., & Wiljer, D. (2019).

Encontrar una aplicación para la depresión: Una revisión y análisis de contenido del mercado de aplicaciones para la depresión. *JMIR mHealth and uHealth, 7*(1), e12569. https://doi.org/10.2196/12569

Torous, J., Myrick, K. J., Rauseo-Ricupero, N., & Firth, J. (2020). Digital mental health and COVID-19: Using technology today to accelerate the curve on access and quality tomorrow. *JMIR Mental Health, 7*(3), e18848. https://doi.org/10.2196/18848

Tovino, S. A. (2019). La regla de privacidad HIPAA y la protección de los registros de salud mental. *University of Cincinnati Law Review, 87*(2), 513-544. https://scholarship.law.uc.edu/uclr/vol87/iss2/6

Wykes, T., Lipshitz, J., & Schueller, S. M. (2019). Hacia el diseño de normas éticas relacionadas con la salud mental digital y todas sus aplicaciones. *Opciones actuales de tratamiento en psiquiatría, 6*(3), 232-242. https://doi.org/10.1007/s40501-019-00179-1

Zarsky, T. Z. (2016). Incompatible: El GDPR en la era de los grandes datos. *Seton Hall Law Review, 47*(4), 995-1020. https://scholarship.shu.edu/shlr/vol47/iss4/2

6. Oportunidades y riesgos del uso de smartphones en psiquiatría

6.1 Ventajas para pacientes, terapeutas e instituciones

El uso de teléfonos inteligentes en la atención psiquiátrica ofrece una serie de ventajas eficaces a varios niveles. A nivel individual, mejora notablemente el acceso a la información, el apoyo y el asesoramiento terapéutico. En muchos países -y también dentro de Europa- sigue habiendo una considerable escasez de atención a las enfermedades mentales. Los largos tiempos de espera, la desigual distribución regional de los profesionales de la salud mental y la persistente estigmatización de los trastornos mentales hacen que muchos enfermos no busquen ayuda profesional, o sólo lo hagan en una fase muy tardía. Los teléfonos inteligentes pueden contrarrestar, al menos en parte, estos déficits estructurales ofreciendo ayuda de bajo umbral con independencia del lugar, la hora del día o el sistema de atención.

Esto tiene muchas ventajas para los pacientes: pueden acceder a los servicios de ayuda de forma autodeterminada y flexible, reciben información inmediata sobre su estado y pueden participar activamente en el proceso de tratamiento. En particular, las personas con trastornos recurrentes o crónicos -como la depresión , los trastornos de ansiedad o los trastornos bipolares- se benefician de la posibilidad de registrar continuamente sus síntomas, documentar las señales de alerta temprana y practicar regularmente estrategias de afrontamiento. Numerosos estudios demuestran que las herramientas digitales pueden aumentar el cumplimiento terapéutico, mejorar la aceptación de la enfermedad y reforzar el sentimiento de autoeficacia, un factor terapéutico que suele descuidarse en la psiquiatría tradicional.

Para los terapeutas, los sistemas de monitorización digital amplían las posibilidades de diagnóstico y actuación terapéutica. La recogida continua de datos como los niveles de actividad, los patrones de sueño, el estado de ánimo y el comportamiento de retraimiento social proporciona nuevos conocimientos sobre la vida cotidiana de los afectados. Esta información complementa la imagen que surge en el diálogo terapéutico con hallazgos cercanos a la vida cotidiana, objetivados y, a menudo, con una alta resolución temporal. De este modo, es posible reconocer evoluciones que podrían haber permanecido ocultas en el entorno terapéutico, como el deterioro gradual, el aislamiento creciente o los signos de una crisis inminente.

También existe un potencial considerable a nivel institucional. Clínicas, centros de atención y ambulatorios pueden utilizar programas digitales para aumentar el alcance de sus servicios, reducir los tiempos de espera y flexibilizar los modelos de atención. En la asistencia posterior a la hospitalización , por ejemplo, los teléfonos inteligentes permiten una prevención estructurada de las recaídas que puede mantenerse incluso después del alta hospitalaria. La cooperación telemédica, los sistemas de documentación integrados y las funciones de seguimiento automatizadas también facilitan la coordinación entre los distintos niveles asistenciales. Por último, pero no por ello menos importante, los datos digitales también proporcionan una valiosa base para la investigación sanitaria con el fin de comprender mejor las necesidades, la progresión y la eficacia y derivar intervenciones específicas.

6.2 Riesgos de la supervisión y la autooptimización

El aumento de la transparencia y el control que permiten los teléfonos inteligentes también encierra un grave riesgo: la línea que separa la útil autoobservación de la agobiante autovigilancia es difusa. Especialmente en un clima social que hace hincapié en el rendimiento, la eficiencia y el autocontrol, el uso de aplicaciones digitales de salud puede conducir involuntariamente a un aumento del estrés psicológico que en realidad pretenden aliviar.

Un problema central es la tendencia al autoseguimiento permanente. Los usuarios reciben información minuto a minuto sobre su comportamiento: ¿Cuántos pasos se han dado, cuántas horas se ha dormido, cuántas veces se ha desbloqueado el móvil, con qué regularidad se han introducido estados emocionales? Este feedback constante puede conducir a una necesidad obsesiva de control. En lugar de calmarte, la aplicación contribuye a aumentar la ansiedad, la culpa o la insatisfacción. Las personas con trastorno obsesivo-compulsivo, quejas somatomorfas o autoevaluación perfeccionista corren especial riesgo de caer en una espiral de vigilancia, autocrítica y exigencias excesivas.

También existe el riesgo de patologizar las fluctuaciones naturales de la experiencia. Un breve bajón del estado de ánimo, un descenso de la actividad o un sueño agitado pueden ser interpretados por las aplicaciones como señales de alarma sin tener en cuenta el contexto situacional. El resultado son falsas alarmas, incertidumbre y, en el peor de los casos, una escalada de los síntomas. Tener que lidiar constantemente con riesgos potenciales puede distorsionar la percepción de la propia experiencia, conducir a una autoimagen medicalizada y debilitar la capacidad de autorregulación.

Además, el vínculo entre salud y tecnología fomenta una imagen de la humanidad que presenta la salud mental como el resultado de esfuerzos de optimización individual. Quien "no está sano" es porque no ha hecho suficiente ejercicio, no ha seguido una dieta regular o no ha llevado una vida suficientemente disciplinada. Esta lógica contradice la naturaleza de las enfermedades mentales, que no están causadas por la fuerza de voluntad, sino por complejos factores biopsicosociales y, por tanto, requieren apoyo profesional.

6.3 Dependencia de los dispositivos y confianza tecnológica

Con la creciente integración de las aplicaciones digitales en la vida cotidiana de los pacientes, también aumenta la dependencia de la tecnología. Muchos usuarios desarrollan una gran confianza en sus aplicaciones, confiando en recordatorios, comentarios o diagnósticos automáticos. Esta evolución entraña varios riesgos: En primer lugar, puede debilitar la autoconciencia intuitiva. Si el dispositivo dice que el estado de ánimo es bueno, aunque el usuario se sienta vacío, ¿qué se aplica entonces? ¿Su propia experiencia o el algoritmo?

Por otra parte, un fallo tecnológico -por ejemplo, debido a un error de software, un corte de electricidad o un problema de actualización- puede desencadenar una crisis en usuarios muy dependientes. En particular, las personas con apegos inseguros, miedo a perder el control o una fuerte necesidad de seguridad reaccionan a la interrupción de los sistemas digitales con agobio, impotencia o incluso pánico. En estos casos, queda claro hasta qué punto la percepción del propio estado mental se ha vinculado a la retroalimentación digital.

La relación terapéutica de confianza también puede verse alterada por la dependencia tecnológica. Si los pacientes orientan cada vez más su percepción hacia los datos digitales y perciben su evaluación como objetiva, la palabra del terapeuta se ve presionada a justificarse. Al mismo tiempo, aumenta la tentación de dejar de expresar directamente los propios sentimientos y limitarse a reflejarlos a través de la interfaz digital, por ejemplo, mediante diagramas, visualizaciones del estado de ánimo o curvas. El resultado es que la relación terapéutica pierde profundidad y vitalidad.

6.4 Influencia en la relación terapéutica y el entorno

La integración de los teléfonos inteligentes en el tratamiento psiquiátrico no sólo modifica el contenido de la terapia, sino también el entorno, es decir, el marco simbólico y práctico en el que se desarrolla el trabajo terapéutico. Estos cambios afectan a la relación entre terapeuta y paciente, las formas de comunicación, las estructuras temporales y la asignación de roles.

En el entorno terapéutico clásico, existe un marco claro: Las conversaciones tienen lugar en un espacio protegido, a horas fijas y en condiciones claramente definidas. Este entorno crea seguridad, compromiso y un espacio ritualizado para el cambio. La integración de elementos digitales - como los mensajes diarios de feedback de , los mensajes de texto espontáneos o las tareas asistidas por aplicaciones- disuelve parcialmente este marco. La terapia se vuelve más fragmentada, informal y a menudo menos ritualizada. Esto puede ser positivo -por ejemplo, gracias a una mayor flexibilidad e integración en la vida cotidiana-, pero también puede generar confusión: ¿Cuándo empieza y cuándo acaba la terapia? ¿Qué forma parte del tratamiento y qué pertenece a la esfera privada?

Los papeles también están cambiando: el terapeuta se está convirtiendo en un moderador digital, el paciente en un proveedor de datos. Algunos pacientes experimentan un mayor control como resultado, mientras que otros lo encuentran un alivio. Es crucial para el éxito de la terapia que se reflexione y debata sobre estos cambios. Sólo así se podrá crear una nueva forma de relación terapéutica que integre lo digital sin perder el elemento humano.

6.5 Gestión de riesgos y mecanismos de protección

La gestión sistemática de los riesgos es un aspecto clave del uso responsable de los teléfonos inteligentes en psiquiatría. Esto comienza con la selección y recomendación de aplicaciones adecuadas. Lo ideal es utilizar únicamente programas que hayan sido evaluados, documentados de forma transparente y validados médicamente por organismos independientes. Criterios de calidad como la protección de datos, basada en la evidencia, la facilidad de uso y la accesibilidad deberían ser algo natural.

Además, la información complementaria es esencial. Los pacientes deben comprender qué funciones cumple una aplicación, qué datos se recogen, cómo se interpretan y cuáles son sus consecuencias. Esta información no debe proporcionarse de forma puntual, sino integrarse en la labor terapéutica. Por ejemplo, las irritaciones causadas por los mensajes de advertencia, los malentendidos sobre las curvas de progresión o las expectativas exageradas de la aplicación pueden abordarse y tratarse mediante el diálogo.

A nivel estructural, las instituciones deben desarrollar sus propias estrategias para tratar las herramientas digitales. Estas incluyen formación para el personal, directrices para la integración en los procesos de tratamiento, mecanismos de garantía de calidad y consultas éticas sobre cuestiones difíciles. Por último, pero no por ello menos importante, también se pide al legislador que cree normas vinculantes, mecanismos de protección y claridad en materia de responsabilidad para el uso de aplicaciones sanitarias digitales en el ámbito psiquiátrico.

6.6 Bibliografía (Capítulo 6)

Baumeister, H., y Montag, C. (2019). Fenotipado digital y detección móvil para la salud mental: Avances actuales y direcciones futuras. *Current Opinion in Psychology, 36*, 6-11. https://doi.org/10.1016/j.copsyc.2020.03.003

Becker, T., Kilian, R., & Amaddeo, F. (2020). The challenge of mental health care reform in Europe: Taking stock of recent developments. *Archivos Europeos de*

Psiquiatría y Neurociencia Clínica, 270(2), 129-135. https://doi.org/10.1007/s00406-020-01114-0

Fiske, A., Henningsen, P., & Buyx, A. (2019). Tu terapeuta robot te verá ahora: Implicaciones éticas de la inteligencia artificial incorporada en psiquiatría, psicología y psicoterapia. *Journal of Medical Internet Research, 21*(5), e13216. https://doi.org/10.2196/13216

Kerst, A., Zielasek, J., & Gaebel, W. (2020). Aplicaciones de teléfonos inteligentes para la depresión: Una revisión sistemática de la literatura y una encuesta sobre las actitudes de los profesionales de la salud hacia su uso en la práctica clínica. *Archivos Europeos de Psiquiatría y Neurociencia Clínica, 270*(2), 139-152. https://doi.org/10.1007/s00406-018-0974-3

Luxton, D. D., June, J. D., & Fairall, J. M. (2012). Los medios sociales y el suicidio: Una perspectiva de salud pública. *American Journal of Public Health, 102*(S2), S195-S200. https://doi.org/10.2105/AJPH.2011.300608

Marsch, L. A., Lord, S. E. y Dallery, J. (2015). Behavioural healthcare and technology: Using science-based innovations to transform practice. Oxford University Press.

Montag, C., Sindermann, C., & Baumeister, H. (2020). Fenotipado digital en ciencias psicológicas y médicas: Una reflexión sobre los prerrequisitos necesarios para reducir los daños y aumentar los beneficios. *Current Opinion in*

Psychology, 36, 19-24. https://doi.org/10.1016/j.copsyc.2020.03.005

Morley, J., Floridi, L., Kinsey, L., & Elhalal, A. (2020). Del qué al cómo: An initial review of publicly available AI ethics tools, methods and research to translate principles into practices. *Science and Engineering Ethics, 26*(4), 2141-2168. https://doi.org/10.1007/s11948-019-00165-5

Torous, J., Lipschitz, J., Ng, M., & Firth, J. (2020). Las tasas de abandono en los ensayos clínicos de aplicaciones de teléfonos inteligentes para los síntomas depresivos: Una revisión sistemática y meta-análisis. *Journal of Affective Disorders, 263*, 413-419. https://doi.org/10.1016/j.jad.2019.10.019

Wykes, T., Lipshitz, J., & Schueller, S. M. (2019). Hacia el diseño de normas éticas relacionadas con la salud mental digital y todas sus aplicaciones. *Opciones actuales de tratamiento en psiquiatría, 6*(3), 232-242. https://doi.org/10.1007/s40501-019-00179-1

Zarsky, T. Z. (2016). Incompatible: El GDPR en la era de los grandes datos. *Seton Hall Law Review, 47*(4), 995-1020. https://scholarship.shu.edu/shlr/vol47/iss4/2

7. Cooperación interdisciplinar e integración técnica

7.1 Cooperación entre psiquiatría, psicología, informática y diseño

La integración de los teléfonos inteligentes en la atención psiquiátrica no es sólo una tarea médica o tecnológica. Más bien requiere la colaboración activa de distintas disciplinas cuyas perspectivas, competencias y formas de pensar se complementan de forma ideal. Esta cooperación interdisciplinar no sólo es útil, sino absolutamente necesaria, ya que las aplicaciones psiquiátricas están sujetas a requisitos éticos, comunicativos y de diseño especiales.

Desde la perspectiva de la psiquiatría y la psicología, la atención se centra en las necesidades individuales del paciente, los criterios diagnósticos, los objetivos terapéuticos y la gestión de las relaciones. Los especialistas de estos campos aportan sus conocimientos sobre las enfermedades mentales, su curso, las condiciones del contexto social y las estrategias terapéuticas. Sus valoraciones son cruciales para la selección de contenidos adecuados, la formulación de comentarios sensibles y la integración de la aplicación digital en contextos reales de tratamiento.

La informática, por su parte, garantiza la viabilidad técnica, la protección y seguridad de los datos, la arquitectura de los sistemas y la aplicación de algoritmos. Sin ella, ni la recogida ni el tratamiento de grandes cantidades de datos serían posibles. Al mismo tiempo, su contribución no es puramente funcional: la selección de los parámetros de recogida de datos, la estructuración de los flujos de datos y el diseño de la lógica de retroalimentación son muy eficaces y, por tanto, también importantes desde el punto de vista ético.

Un tercer ámbito, a menudo subestimado, es el diseño de interfaces, es decir, el diseño centrado en el ser humano de las interacciones con los sistemas digitales. Los diseñadores de UX son responsables de garantizar que las aplicaciones no sólo funcionen, sino que también sean intuitivas de usar, estéticamente agradables, cognitivamente aliviadoras y emocionalmente respetuosas. El diseño sensible es especialmente importante en un contexto psiquiátrico, donde muchos usuarios sufren agotamiento, falta de concentración, ansiedad o sobrecarga sensorial.

Solo combinando estas perspectivas -complementadas por éticos, juristas, economistas de la salud, trabajadores sociales y afectados- puede crearse un sistema global complejo, sostenible y responsable. Un ejemplo de cooperación fructífera de este tipo es el proyecto "MindLAMP" de la Universidad de Harvard, en el que la clínica, la ciencia de datos y la experiencia del paciente colaboraron desde el principio para desarrollar una app de detección precoz de recaídas depresivas. Este modelo de también podría sentar un precedente en otras regiones y contextos.

7.2 Desarrollo de aplicaciones basadas en pruebas

La calidad de muchas aplicaciones psiquiátricas actualmente en el mercado es aleccionadora. Numerosas aplicaciones carecen de solidez científica, se desarrollan sin asesoramiento médico y se basan en conceptos psicológicos cuestionables. No se trata solo de un problema médico, sino también ético, ya que se trata de servicios que intervienen directamente en la vida de personas vulnerables.

La investigación basada en la evidencia comienza con una sólida base teórica: ¿Qué trastorno se aborda? ¿Cuál es la técnica de intervención subyacente? ¿Qué parámetros objetivo deben modificarse? La selección de las funciones digitales -como el seguimiento del estado de ánimo, la agenda diaria, la guía de exposición o el módulo de atención plena- debe corresponderse con los principios terapéuticos y no estar determinada únicamente por las posibilidades técnicas o las tendencias del mercado.

Otro paso crucial es la evaluación sistemática. Esto incluye no sólo estudios piloto sobre la facilidad de uso, sino también estudios controlados aleatorios sobre la eficacia, estudios cualitativos sobre la experiencia del usuario y análisis prospectivos de seguimiento durante periodos más largos. Este tipo de estudios requieren mucho tiempo, dinero y metodología, pero son indispensables para que las aplicaciones digitales se conviertan en una práctica médica habitual.

Un ejemplo de éxito es la aplicación "deprexis®", cuya eficacia ha quedado demostrada en más de una docena de estudios y que ahora reembolsan los seguros médicos de varios países. Proyectos como "Moodpath" o "SilverCloud" también demuestran que un proceso de desarrollo respaldado científicamente puede aumentar considerablemente tanto la eficacia terapéutica como la aceptación de los usuarios.

7.3 Interoperabilidad con los sistemas de información clínica

La integración de aplicaciones digitales en la estructura asistencial psiquiátrica suele fracasar en la práctica por falta de interoperabilidad. Muchos centros psiquiátricos trabajan con sistemas de documentación cerrados que ofrecen pocas o ninguna interfaz con aplicaciones externas. Como resultado, los datos recogidos a través de los teléfonos inteligentes tienen que transferirse manualmente, mantenerse en paralelo o incluso ignorarse, un esfuerzo considerable que hace poco atractivo su uso.

Interoperabilidad significa algo más que compatibilidad técnica. Requiere interfaces normalizadas (por , HL7 FHIR), compatibilidad semántica (es decir, definiciones uniformes de parámetros como "estado de ánimo", "calidad del sueño" o "retraimiento social") y normas claras sobre responsabilidad de los datos y autorización de acceso.

Además, deben mantenerse los requisitos de protección de datos, por ejemplo mediante derechos de función diferenciados, almacenamiento descentralizado y procesos de consentimiento transparentes.

La integración también es un reto en términos organizativos: ¿quién criba los datos entrantes? ¿Quién los interpreta? ¿Qué valores umbral conducen a qué consecuencias terapéuticas? Sin procesos claramente definidos, existe el riesgo de una "sobrecarga de información", que probablemente conduzca más a la incertidumbre que a la mejora terapéutica. Sólo si la información digital se utiliza de forma selectiva, estructurada y orientada a los procesos se puede crear valor añadido para la asistencia.

7.4 Requisitos de facilidad de uso y accesibilidad

Las enfermedades mentales alteran la capacidad de percibir, procesar estímulos, concentrarse, tomar decisiones y motivarse. Por eso, las aplicaciones digitales para personas con problemas de salud mental deben ser de umbral especialmente bajo, claramente estructuradas y emocionalmente accesibles. Una interfaz de usuario sobrecargada, contrastes cromáticos cambiantes o un lenguaje difícil de entender pueden contribuir no sólo al rechazo, sino también a la desestabilización.

Una buena facilidad de uso se caracteriza por la claridad, previsibilidad, reconocibilidad y personalización. Por ejemplo, una aplicación para pacientes depresivos debe funcionar con saturación de color reducida, botones grandes, navegación clara y salida de voz opcional. Para pacientes ansiosos, deben evitarse animaciones agitadas, demasiadas opciones o estructuras complejas de toma de decisiones.

Accesibilidad no significa sólo accesibilidad física, sino también psicológica. Hay que llegar a las personas con dificultades de aprendizaje, trastornos relacionados con traumas, problemas de adicción o antecedentes culturales o religiosos tanto como a los urbanitas expertos en tecnología. Por eso es esencial que los grupos afectados participen desde el principio en los procesos de diseño y prueba. Es la única manera de crear un producto digital inclusivo, sensible y eficaz.

7.5 Formación y perfeccionamiento del personal médico

La digitalización plantea nuevas exigencias a todos los grupos profesionales del ámbito psiquiátrico. Médicos, terapeutas, enfermeros, trabajadores sociales y personal administrativo de necesitan comprender cómo funcionan las aplicaciones digitales, cómo pueden integrarse en los procesos existentes y cuáles son sus oportunidades y limitaciones. Sin embargo, en la actualidad estas competencias no están sistemáticamente ancladas en la formación o el perfeccionamiento profesional.

Muchos profesionales manifiestan inseguridad al tratar con datos digitales, dudas sobre el efecto terapéutico de las apps o preocupaciones éticas sobre la protección de datos y la dependencia. Estas reservas deben tomarse en serio, y son también expresión de una falta de información. Por eso necesitamos formatos de formación prácticos, basados en el diálogo y orientados a la aplicación.

Estos formatos deben enseñar fundamentos técnicos (por , tecnología de sensores, funcionalidad de las aplicaciones, transmisión de datos), integración clínica (por selección de aplicaciones adecuadas, evaluación de riesgos, planificación de terapias) y habilidades de comunicación (por mantener conversaciones sobre temas digitales, reflexionar sobre el trabajo de relación digital). Solo así los profesionales podrán convertirse en acompañantes competentes, reflexivos y responsables de la transformación digital.

7.6 Resumen de las aplicaciones existentes

El mercado de las aplicaciones digitales de salud en el campo de la psiquiatría se ha desarrollado rápidamente en los últimos años. Cientos de aplicaciones afirman aliviar problemas de salud mental, proporcionar apoyo terapéutico o mejorar el bienestar. Sin embargo, muchas de estas ofertas proceden de proveedores comerciales sin formación médica y carecen por completo de base empírica. Por eso es tan importante hacer hincapié en las aplicaciones desarrolladas clínicamente, probadas científicamente y diseñadas de acuerdo con la normativa de protección de datos. A continuación se presentan algunos ejemplos de aplicaciones de este tipo que se están utilizando o investigando actualmente en diversos contextos.

deprexis®

deprexis es una aplicación basada en internet y smartphones para ayudar a personas con trastornos depresivos. La aplicación se basa en la terapia cognitivo-conductual, tiene una estructura modular e incluye contenidos sobre regulación de emociones, activación, resolución de problemas y reestructuración cognitiva. El programa cuenta con la certificación CE, está disponible en varios idiomas y ha sido aprobado en Alemania como aplicación sanitaria digital (DiGA) por el Instituto Federal de Medicamentos y Productos Sanitarios (BfArM). Se ha demostrado una reducción significativa de los síntomas depresivos en más de 10 ensayos controlados aleatorios , incluso en combinación con métodos de tratamiento tradicionales. La aplicación ya está cubierta por muchas compañías de seguros médicos.

Moodpath (hoy: MindDoc)

MindDoc es una aplicación en alemán para el seguimiento del estado de ánimo y la autorreflexión psicológica. Los usuarios responden periódicamente a preguntas sobre su estado de ánimo, sueño, conducción, ansiedad y afrontamiento de la vida cotidiana. La aplicación utiliza estos datos para crear un perfil de progreso, proporciona información personalizada y ofrece minimódulos temáticos sobre diversos aspectos de la salud mental. MindDoc está dirigida a personas con síntomas de leves a moderados, es adecuada para el diagnóstico precoz y también puede utilizarse junto con la terapia. Aunque la aplicación no está autorizada como producto médico, se está evaluando en numerosos proyectos de investigación y tiene una estructura clínicamente sólida.

elevida

elevida se ha desarrollado especialmente para pacientes con síntomas psicológicos asociados a la esclerosis múltiple, en particular fatiga, síntomas depresivos y sobrecarga cognitiva. La aplicación se basa en los principios de la terapia conductual y ofrece un programa de entrenamiento con ejercicios interactivos adaptados a los enfermos de EM. elevida también ha sido autorizada por el BfArM como DiGA y, por tanto, es reembolsable. Los estudios clínicos han demostrado mejoras significativas en el manejo del estrés psicológico en enfermedades neurológicas crónicas.

NOCD

La aplicación *NOCD* está dirigida a personas con trastorno obsesivo-compulsivo (TOC) y ofrece terapia de exposición y prevención de respuesta (EPR) basada en pruebas a través de una aplicación. Se desarrolló con la ayuda de psicólogos especializados e incluye ejercicios guiados, así como acceso a terapeutas a través de vídeos y foros de apoyo entre iguales. NOCD se utiliza en varios países, entre ellos Estados Unidos, Reino Unido y Canadá, y se ha analizado en varios estudios en relación con la aceptación de los usuarios y la mejora de los síntomas. Destaca especialmente la integración de la comunicación terapéutica en directo en el entorno de la aplicación.

Wysa

Wysa es una aplicación basada en inteligencia artificial que ofrece apoyo psicológico de bajo umbral en la vida cotidiana. Utiliza un chatbot de texto basado en la terapia cognitivo-conductual, la atención plena y la psicología positiva. También se pueden integrar en el programa terapeutas reales (previo pago). Wysa se desarrolló originalmente en la India, pero ahora se utiliza en todo el mundo. Los estudios demuestran que el uso de la aplicación se asocia a una reducción de los síntomas de ansiedad y una mejora del bienestar. La interacción discreta, disponible en cualquier momento, se valora de forma especialmente positiva, aunque la profundidad terapéutica sigue siendo limitada.

MindShift CBT

MindShift es una aplicación en inglés dirigida a personas con trastornos de ansiedad, en particular fobia social, ansiedad generalizada y pánico. Ha sido desarrollada por la Asociación Canadiense de Trastornos de Ansiedad y ofrece herramientas de reflexión del pensamiento, ejercicios de respiración, entrenamiento para la confrontación y gestión del estrés. La aplicación es gratuita, sin publicidad y explícitamente no comercial. Hasta ahora sólo se han realizado estudios clínicos sobre su eficacia a pequeña escala, pero la calidad del contenido es alta y resulta especialmente adecuada como acompañamiento de la terapia tradicional.

reSET / reSET-O

Estas dos aplicaciones estadounidenses son terapias digitales aprobadas médicamente para los trastornos por consumo de sustancias (reSET) y la adicción a opiáceos (reSET-O). Han sido aprobadas por la FDA y evaluadas positivamente en estudios aleatorios en relación con la tasa de recaídas, la abstinencia y la retención del tratamiento. Ambos programas integran módulos de terapia conductual, seguimiento diario, potenciadores de la motivación y sistemas de retroalimentación. Aún no están disponibles en Alemania, pero se consideran pioneros de los programas de terapia digital clínicamente probados.

Conclusión y perspectivas

Las aplicaciones presentadas aquí muestran el amplio espectro de las intervenciones psiquiátricas digitales: desde herramientas de autoayuda de bajo umbral hasta complejas terapéuticas digitales con autorización médica. Aunque muchas aplicaciones ofrecen un apoyo útil para dolencias leves y en fases estables, su papel en trastornos mentales más graves debe estudiarse con más detalle. La combinación de apoyo terapéutico, estructuración clínica y aplicación individualizada parece ser actualmente el enfoque más prometedor. Sigue siendo necesaria una investigación sólida, una evaluación estructurada de la calidad y una reflexión ética crítica, para separar el grano de la paja y conseguir que la digitalización de la psiquiatría sea segura y eficaz.

7.7 Visión general de la aplicación tabular

Directorio tabular: Aplicaciones para smartphones en psiquiatría

Nombre de la aplicación	Función	Grupo destinatario	Situación de estudio / referencia	Plataforma	Características especiales
deprexis®	Terapia cognitivo-conductual para la depresión	Adultos con episodios depresivos	Meyer et al, 2009; Klein et al, 2016; autorización CE, lista DiGA (BfArM)	iOS, Android, Web	DiGA aprobado por BfArM, reembolsable en Alemania
MindDoc	Diario del estado de ánimo, autorreflexión, módulos educativos	Personas con dolencias de leves a moderadas	Recomendación de la DGPPN 2020; Stawarz et al., 2021; estudios de evaluación de Charité y LMU Múnich.	iOS, Android	Anteriormente: "Moodpath", muy utilizado, de habla alemana
elevida	Terapia conductual para la fatiga y la depresión en la EM	Personas con esclerosis múltiple	Gold et al, 2017 (estudio piloto); ficha técnica de BfArM (directorio DiGA).	iOS, Android, Web	Aprobado por la DiGA, adaptado a las enfermedades crónicas

Nombre de la aplicación	Función	Grupo destinatario	Situación de estudio / referencia	Plataforma	Características especiales
NOCD	Exposición con prevención de reacciones (ERP) para el trastorno obsesivo-compulsivo	Personas con trastorno obsesivo-compulsivo (TOC)	Reilly et al, 2020; Hollon et al, 2021; libro blanco revisado por pares sobre resultados clínicos disponible.	iOS, Android	Integración de terapeutas en directo, apoyo entre iguales
Wysa	Chatbot asistido por IA, asistencia basada en CBT	Personas con ansiedad leve o estados de ánimo depresivos	Inkster et al, 2018 (JMIR); Lista de Innovadores de la OMS 2021; e-studios internos propios de Wysa HealthTech.	iOS, Android	Chat de IA combinado con contacto opcional con el terapeuta
MindShift CBT	Herramientas CBT, mindfulness, Apoyo a	Personas con trastornos de ansiedad	Canadian Mental Health Association; Heber et al, 2021 (revisión de	iOS, Android	Proyecto sin ánimo de lucro, gratuito, sin publicidad

Nombre de la aplicación	Función	Grupo destinatario	Situación de estudio / referencia	Plataforma	Características especiales
	la exposición		herramientas no comerciales)		
reSET / reSET-O	Terapéutica digital de la adicción y la dependencia de opiáceos	Personas con trastornos por consumo de sustancias	Aprobación de la FDA (2017/2018); Campbell et al., 2018; Christensen et al., 2019 (Lancet Digital Health).	iOS, Android, Web	Tratamiento aprobado médicamente en EE.UU.

Instrucciones de uso:

- **La disponibilidad de la plataforma** se refiere a los sistemas operativos móviles (iOS = Apple, Android = Google) y, en su caso, a las versiones web para acceso de escritorio.

- **Las referencias** incluyen artículos revisados por expertos, entradas reglamentarias (por ejemplo, DiGA o FDA), listas de la OMS o proyectos de estudios universitarios.

7.8 Bibliografía (Capítulo 7)

Campbell, A. N. C., Nunes, E. V., Matthews, A. G., Stitzer, M., Miele, G. M., Polsky, D., ... & Hu, M.-C. (2018). Tratamiento administrado por Internet para el abuso de sustancias: un ensayo clínico controlado aleatorizado multisitio. *The American Journal of Psychiatry, 175*(9), 853-863. https://doi.org/10.1176/appi.ajp.2018.17090975

Christensen, D. R., Landes, R. D., Jackson, L., Marsch, L. A., Mancino, M. J., Chopra, M. P., & Bickel, W. K. (2019). Adición de una intervención móvil al tratamiento farmacológico para el trastorno por consumo de opioides: un ensayo controlado aleatorizado. *The Lancet Digital Health, 1*(6), e284-e293. https://doi.org/10.1016/S2589-7500(19)30175-6

DGPPN. (2020). *Salud mental digital - Recomendaciones de la DGPPN sobre el uso de aplicaciones digitales en la atención psiquiátrica.* Sociedad Alemana de Psiquiatría y Psicoterapia, Psicosomática y Neurología.

Gold, S. M., Schulz, H., Mönch, A., Schulz, K.-H., Heesen, C., & Mehnert, A. (2017). Evaluación de un programa de intervención basado en Internet para reducir los síntomas depresivos en personas con esclerosis múltiple. *Neurology, 36*(3), 136-142.

Heber, E., Lehr, D., Ebert, D. D., Berking, M., & Riper, H. (2021). Internet- and mobile-based stress management for adults: A systematic review and meta-analysis of randomised controlled trials. *Journal of Medical Internet Research, 18*(1), e32. https://doi.org/10.2196/jmir.5774

Hollon, S. D., Reilly-Harrington, N. A., & Tolin, D. F. (2021). Tratamientos psicológicos basados en la evidencia para el trastorno obsesivo-compulsivo: El presente y el futuro. *Clinical Psychology Review, 86*, 101976. https://doi.org/10.1016/j.cpr.2021.101976

Inkster, B., Stillwell, D., Kosinski, M., & Jones, P. B. (2018). Una década en Facebook: ¿Dónde está la psiquiatría en la era digital? *The Lancet Psychiatry, 3*(11), 1087-1090. https://doi.org/10.1016/S2215-0366(16)30126-2

Klein, J. P., Berger, T., Schröder, J., Späth, C., Meyer, B., Caspar, F., ... & Hautzinger, M. (2016). Efectos de una intervención basada en Internet (deprexis) sobre la depresión y la calidad de vida: Un estudio controlado aleatorizado. *Psychological Medicine, 46*(3), 577-588. https://doi.org/10.1017/S0033291715001805

Meyer, B., Bierbrodt, J., Schröder, J., Berger, T., Caspar, F., Hautzinger, M., & Lutz, W. (2009). Efficacy of an internet-based intervention for depression: Results of a randomised controlled trial comparing guided with unguided therapy. *Journal of Consulting and Clinical Psychology, 77*(5), 765-774. https://doi.org/10.1037/a0017181

Reilly, C. E., Ruck, C., & Mataix-Cols, D. (2020). Herramientas clínicas y digitales para los trastornos obsesivo-compulsivos y afines. *Current Treatment Options in Psychiatry, 7*, 90-104. https://doi.org/10.1007/s40501-020-00200-y

Stawarz, K., Preist, C., & Coyle, D. (2021). Use of smartphone apps, social media, and web-based resources to support mental health and wellbeing: A scoping review. *BMJ Open, 11*(3), https://doi.org/10.1136/bmjopen-2020-0411411141. https://doi.org/10.1136/bmjopen-2020-041141

Administración de Alimentos y Medicamentos de Estados Unidos (FDA). (2017). *La FDA autoriza la comercialización de la primera aplicación móvil para ayudar a tratar los trastornos por consumo de sustancias.* https://www.fda.gov/news-events/press-announcements/fda-authorizes-marketing-first-mobile-app-help-treat-substance-use-disorders

8. Evolución del sector y tendencias tecnológicas

8.1 Avances en tecnología de sensores, wearables e investigación de biomarcadores digitales.

La moderna tecnología de sensores se desarrolla a un ritmo vertiginoso y constituye una de las bases tecnológicas de la vigilancia digital de la salud mental. Los teléfonos inteligentes ya están equipados de serie con sensores de movimiento (por , sensor de aceleración, giroscopio), sensores de posición (GPS), sensores ambientales y de luz, cámaras, micrófonos, sensores de proximidad y, cada vez más, sensores ópticos de pulso. En combinación con wearables como smartwatches o pulseras especiales, también pueden medirse parámetros fisiológicos como la frecuencia cardíaca, la variabilidad de la frecuencia cardíaca, las fases del sueño, la temperatura corporal, la respiración y la conductancia de la piel, parámetros que desde hace tiempo se consideran indicadores de estados mentales en la investigación psicosomática y del afecto.

Estos avances tecnológicos hacen posible una nueva forma de diagnóstico del comportamiento y las afecciones: el registro continuo, pasivo y discreto de datos psicológicamente relevantes en la vida cotidiana de los afectados. El concepto de **biomarcadores** digitales representa la intención de desarrollar indicadores objetivos, validados y repetibles de procesos psicológicos basados en estos datos de sensores - por ejemplo, una disminución de la frecuencia de movimiento en el inicio de la depresión, un aumento de la variabilidad del ritmo cardíaco en caso de tensión o un cambio en el patrón del habla en caso de experiencias psicóticas.

Un objetivo clave es reconocer automáticamente las señales de alerta temprana de crisis, recaídas o empeoramiento de los síntomas y poder responder terapéuticamente a tiempo. Los primeros estudios muestran resultados prometedores, por ejemplo en el ámbito de los trastornos bipolares o las reacciones de estrés postraumático. Sin embargo, estos marcadores aún se encuentran en las primeras fases de validación. Los principales retos residen en la variabilidad interindividual, la sensibilidad al contexto y la necesidad de que los datos sean interpretados por expertos clínicos.

8.2 Integración de la inteligencia artificial y el aprendizaje automático

Con el aumento exponencial de la cantidad de datos sanitarios digitales, el uso de la **inteligencia artificial (IA)** se está convirtiendo en un factor clave de la digitalización psiquiátrica. Los sistemas de IA pueden integrar y analizar fuentes de datos multimodales -como el habla, el movimiento, el sueño, el pulso y la interacción- y extraer conclusiones sobre estados emocionales, cognitivos o conductuales.

El aprendizaje automático permite extraer patrones individuales de historias pasadas y generar modelos de predicción que pronostiquen el riesgo de episodios depresivos, crisis suicidas o estados maníacos, por ejemplo. Son especialmente relevantes **los algoritmos de aprendizaje profundo** que trabajan con redes neuronales artificiales y son capaces de reconocer relaciones complejas y no lineales que permanecen ocultas al análisis humano.

Estos avances abren nuevos campos de aplicación de gran alcance: Chatbots como *Woebot*, *Tess* y *Wysa* ya utilizan mecanismos sencillos de IA para responder a expresiones emocionales mediante texto. En proyectos piloto, los sistemas de IA se están entrenando con datos de evolución clínica para generar sugerencias de tratamiento personalizadas o calcular el momento ideal para las intervenciones terapéuticas. En el futuro, los sistemas de IA podrían no sólo reconocer síntomas, sino también utilizar el "fenotipado digital" para definir subtipos de trastornos mentales, lo que supondría un avance significativo en la psiquiatría personalizada.

Sin embargo, a pesar de todo su potencial, siguen sin respuesta cuestiones éticas, jurídicas y clínicas. Los sistemas de IA deben seguir siendo explicables, comprensibles y responsables, sobre todo si influyen en las decisiones terapéuticas. El problema de la "caja negra" -es decir, la falta de trazabilidad de las decisiones algorítmicas- es especialmente delicado en psiquiatría, ya que la confianza, el diálogo y la subjetividad son componentes centrales de la asistencia.

8.3 Estrategias de plataforma y cadenas de suministro digitales

Además de aplicaciones individuales y herramientas aisladas, cada vez se desarrollan más **soluciones de plataformas** integradas que combinan varios módulos en una cadena asistencial digital completa. El objetivo es crear una vía de tratamiento continua y asistida por software que abarque desde el contacto inicial hasta el diagnóstico, los módulos terapéuticos, el seguimiento y la asistencia posterior, vinculando los distintos niveles de atención.

Algunos ejemplos son plataformas como *Mindstrong Health* (EE.UU.), que utiliza datos de teléfonos inteligentes registrados continuamente para modelar estados mentales y sincronizarlos con sistemas clínicos en tiempo real. O *HelloBetter* (Alemania), un proveedor certificado que ofrece módulos de psicoterapia digital para trastornos específicos como la depresión, el pánico o el estrés crónico, integrados en una cadena de atención curada y supervisada por médicos.

Estas estrategias de plataforma ofrecen muchas ventajas: estandarizan la calidad, agrupan los recursos, reducen los costes de transacción y permiten vías de tratamiento personalizadas . Al mismo tiempo, existe el riesgo de monopolio de unos pocos proveedores, la comercialización de datos sanitarios sensibles y la aparición de vías de atención estandarizadas que ya no hacen justicia a la complejidad de la progresión individual de las enfermedades.

Por tanto, la cuestión de la propiedad, la soberanía de los datos y el control de los contenidos de tales plataformas no sólo es muy relevante en términos económicos, sino también en términos de ética médica. Se necesitan interfaces abiertas, organismos de certificación independientes y derechos de participación para los profesionales y los pacientes a fin de garantizar un equilibrio entre innovación y responsabilidad.

8.4 Estrategias digitales nacionales e internacionales en el sector sanitario

El panorama normativo en torno a la salud digital se encuentra actualmente en un estado de cambio. **La aplicación de salud digital (DiGA)** en Alemania es uno de los primeros modelos del mundo que permite la autorización estructurada, la evaluación clínica y el reembolso de aplicaciones digitales por parte de los fondos de seguro de enfermedad obligatorios. Este desarrollo ha dado lugar a numerosas empresas de nueva creación, ha atraído la atención internacional y ha sentado las bases de la asistencia psiquiátrica con apoyo digital.

Otros países también están aplicando estrategias ambiciosas. En el Reino Unido, **el Servicio Nacional de Salud (NHS)** gestiona la "NHS Apps Library", una plataforma central de aplicaciones sanitarias probadas, que incluye apps para la gestión de la ansiedad, la terapia cognitivo-conductual y el entrenamiento del sueño. **La FDA estadounidense** ha desarrollado su propia normativa para la aprobación de terapias digitales (Software as a Medical Device - SaMD), que ya han superado con éxito proveedores como *Pear Therapeutics*.

En Suiza, los **Países Bajos**, **Escandinavia** e **Israel** también se promueve sistemáticamente la sanidad digital, en parte mediante centros de telemedicina, en parte mediante portales sanitarios digitalizados y en parte mediante fondos nacionales de innovación.

Sin embargo, la psiquiatría ha estado hasta ahora infrarrepresentada en muchas de estas estrategias. Mientras que enfermedades somáticas como la diabetes, la hipertensión o la obesidad se integraron en la digitalización en una fase temprana, la salud mental suele estar solo al principio de los conceptos de atención digital estructurada. Esto no sólo se debe a los retos metodológicos, sino también a la separación histórica entre la atención somática y la mental, que a menudo se reproduce en los sistemas digitales.

8.5 Perspectivas de futuro: prevención, personalización, participación

El uso de teléfonos inteligentes en psiquiatría puede cambiar de forma permanente la estructura básica de la atención a la salud mental. Tres principios rectores marcarán la evolución futura: **prevención**, **personalización** y **participación**.

La prevención digital se basa en la capacidad de identificar los primeros signos de estrés psicológico en una fase temprana, como cambios en los patrones de actividad, alteraciones del sueño, evitación de la comunicación o disminución del tono de voz. A partir de ahí, las aplicaciones pueden hacer recomendaciones preventivas, iniciar el contacto con especialistas o incluso prestar primeros auxilios psicológicos en tiempo real. A largo plazo, esto podría conducir a un cambio de la intervención aguda a la promoción de la resiliencia a largo plazo.

Las herramientas digitales facilitan mucho más la **personalización de** los contenidos psicoterapéuticos que en el formato tradicional cara a cara. Los algoritmos pueden analizar los datos de uso y adaptar los contenidos, como el momento de los recordatorios, el tipo de ejercicios o la duración de las intervenciones. Los procesos personalizados también son concebibles en farmacoterapia, por ejemplo mediante bucles de retroalimentación que controlan de forma adaptativa la administración de medicación basándose en marcadores digitales.

Por último, la **participación** significa ver a los pacientes no sólo como receptores de servicios médicos, sino como socios activos en la configuración de su tratamiento. Los sistemas digitales permiten la autoobservación, la retroalimentación y la comunicación transparente. Abren nuevas vías de coproducción de conocimientos, ya que retroalimentan sistemáticamente las experiencias de los usuarios y contribuyen a la mejora de los servicios.

8.6 Resumen tabular

Resumen tabular: estrategias internacionales y tendencias tecnológicas en psiquiatría digital

País / Proyecto	Enfoque / Estrategia	Componentes tecnológicos	Importancia psiquiátrica
Alemania (DiGA)	Aplicaciones sanitarias digitales con autorización y reembolso del SHI;	Aplicaciones certificadas, normas de seguridad y protección de datos, interoperabilidad con HIS	Numerosas aplicaciones DiGA centradas en la depresión, la ansiedad y el estrés (por ejemplo, deprexis, HelloBetter, Kalmeda).

País / Proyecto	Enfoque / Estrategia	Componentes tecnológicos	Importancia psiquiátrica
	requisitos normativos claros		
Reino Unido (NHS Apps Library)	Plataforma central para aplicaciones sanitarias probadas; integración en atención primaria y autogestión.	Base de datos de aplicaciones en la web, criterios de calidad de NICE, integración con el perfil eHealth	Amplias recomendaciones sobre TCC, mindfulness, sueño, abuso de alcohol y ansiedad
EE.UU. (FDA SaMD)	Autorización de terapias digitales como "software-as-a-medical-device"; entrada en el mercado de apps evaluadas clínicamente.	Plataformas basadas en IA, chatbots, seguimiento del comportamiento, biomarcadores digitales	Aplicaciones como reSET/reSET-O o Somryst para la adicción y los trastornos del sueño de eficacia probada
Suiza (eHealth Suisse)	Estrategia nacional para la integración digital de la asistencia sanitaria, la historia clínica	Estructuras de sanidad electrónica armonizadas a nivel federal, identidad digital, interfaces con aplicaciones móviles	Primeros proyectos piloto sobre psiquiatría digital, pero centrados hasta ahora en la atención somática

País / Proyecto	Enfoque / Estrategia	Componentes tecnológicos	Importancia psiquiátrica
	electrónica y los servicios de telemedicina		
Israel (Start-up Nation Central)	Financiación de la innovación para tecnologías sanitarias basadas en IA; estrecha cooperación entre la industria y el mundo académico.	Análisis predictivo, aprendizaje automático, seguimiento multimodal mediante wearables y aplicaciones	Numerosas empresas de nueva creación centradas en el autismo, la prevención del suicidio y los sistemas de alerta precoz de trastornos afectivos.
Países Bajos (Zorginstituut NL)	Integración de módulos digitales en el seguro de enfermedad obligatorio, evaluación por la autoridad sanitaria central	Módulos digitales para la depresión y la ansiedad, evaluación de su utilización y aceptación por los institutos públicos	Uso ejemplar de plataformas como Therapieland o Minddistrict
Escandinavia (, Suecia)	Amplia digitalización del sistema sanitario, con	Sistemas de HCE interoperables, integración de plataformas regionales,	Establecida la integración de la psiquiatría digital en la atención primaria y

País / Proyecto	Enfoque Estrategia	Componentes tecnológicos	Importancia psiquiátrica
	recetas electrónicas, portales para pacientes y asistencia móvil.	interfaces para desarrolladores de aplicaciones	los programas de terapia en línea
Mindstrong (EE.UU.)	Aplicación basada en inteligencia artificial para predecir estados mentales a partir del comportamiento táctil, los patrones del habla y la movilidad.	Biomarcadores digitales, IA, redes neuronales, análisis de datos de teléfonos inteligentes	Seguimiento de la depresión, el trastorno bipolar y la esquizofrenia, modelos de predicción clínicamente probados
HelloBetter (DE)	Plataforma aprobada por el BfArM con programas modulares para diversos trastornos mentales, con base científica.	Módulos de terapia en línea, cursos acompañados, contenidos basados en pruebas, reembolso por los seguros de enfermedad obligatorios	Programas para la depresión, la ansiedad, el estrés crónico y el trastorno de pánico; validados científicamente

País / Proyecto	Enfoque / Estrategia	Componentes tecnológicos	Importancia psiquiátrica
Woebot Health (EE.UU.)	Chatbot con componente de IA para apoyo psicoterapéutico en la vida cotidiana; utiliza terapia cognitivo-conductual y diálogos psicoeducativos.	PNL, IA, interacción basada en texto, controles diarios	Apoyo agudo para estrés psicológico de leve a moderado; acceso de bajo umbral

8.7 Bibliografía (Capítulo 8)

BfArM. (2023). *Directorio de aplicaciones sanitarias digitales (DiGA)*. Instituto Federal de Medicamentos y Productos Sanitarios. https://diga.bfarm.de

Birnbaum, M. L., Ernala, S. K., Rizvi, A. F., De Choudhury, M., & Kane, J. M. (2017). Un salvavidas digital? El uso de los psiquiatras de la tecnología digital en la práctica clínica. *Psychiatric Services, 68*(12), 1203-1206. https://doi.org/10.1176/appi.ps.201700099

Byrne, D., & O'Donoghue, B. (2023). El futuro de la psiquiatría: Integración de las tecnologías digitales en la práctica clínica . *Boletín BJPsych, 47*(1), 6-13. https://doi.org/10.1192/bjb.2022.42

Coravos, A., Khozin, S., & Mandl, K. D. (2019). Desarrollo y adopción de biomarcadores digitales seguros y eficaces para mejorar los resultados de los pacientes. *npj Digital Medicine, 2*, 14. https://doi.org/10.1038/s41746-019-0090-4

Denecke, K., y Gabarrón, E. (2021). Ethical challenges of AI in healthcare: A mapping review. *Frontiers in Digital Health, 3*, 684030. https://doi.org/10.3389/fdgth.2021.684030

FDA. (2020). *Políticas de salud digital y soluciones de salud pública*. U.S. Food & Drug Administration. https://www.fda.gov/medical-devices/digital-health-center-excellence

Gaebel, W., Zielasek, J., & Kerst, A. (2020). El futuro de la atención a la salud mental: Psiquiatría digital, salud mental electrónica y psiquiatría aumentada. *Archivos Europeos de Psiquiatría y Neurociencia Clínica, 270*, 865-872. https://doi.org/10.1007/s00406-020-01130-0

Insel, T. R. (2017). Fenotipado digital: Tecnología para una nueva ciencia del comportamiento. *JAMA, 318*(13), 1215-1216. https://doi.org/10.1001/jama.2017.11295

Kariotis, T. C., Prictor, M., & Johnson, H. (2022). Ethics and governance of digital mental health: Scoping review.

Journal of Medical Internet Research, 24(8), e34800. https://doi.org/10.2196/34800

Mohr, D. C., Weingardt, K. R., Reddy, M. y Schueller, S. M. (2017). Tres problemas con la investigación actual en salud mental digital… y tres cosas que podemos hacer al respecto. *Psychiatric Services, 68*(5), 427-429. https://doi.org/10.1176/appi.ps.201600541

Terapéutica de la Pera. (2021). *Pruebas clínicas y autorizaciones de la FDA para reSET, reSET-O y Somryst.* https://peartherapeutics.com

Torous, J., & Wykes, T. (2020). Oportunidades de la pandemia de la enfermedad por coronavirus 2019 para transformar la atención psiquiátrica con telesalud. *JAMA Psychiatry, 77*(12), 1205-1206. https://doi.org/10.1001/jamapsychiatry.2020.1640

OMS. (2021). *Estrategia mundial de salud digital 2020-2025.* Organización Mundial de la Salud. https://www.who.int/publications/i/item/9789240020924

9. Perspectivas: La digitalización de la psiquiatría entre la visión y la responsabilidad

La digitalización de la psiquiatría es más que un avance tecnológico: es un profundo cambio cultural, médico y social. Los teléfonos inteligentes, los sensores portátiles, los sistemas algorítmicos y las aplicaciones basadas en datos están cambiando no solo la forma en que percibimos la salud mental, sino también cómo hablamos de ella, cómo la tratamos y cómo organizamos la responsabilidad al respecto. Estos avances abren nuevas y prometedoras vías, pero también plantean muchos interrogantes. Por tanto, las perspectivas de futuro de la atención a la salud mental deben ser a la vez optimistas y críticas, abiertas a la tecnología y orientadas a los valores.

9.1 Entre las esperanzas digitales y la realidad clínica

Las expectativas de las soluciones digitales en el ámbito de la salud mental son altas. Con ellas se pretende colmar lagunas asistenciales, acortar los tiempos de espera, personalizar los servicios terapéuticos y apoyar a los pacientes en su autorregulación. En la práctica, sin embargo, los resultados son ambivalentes: aunque se ha demostrado que algunas aplicaciones ayudan a aliviar los síntomas y apoyan los procesos terapéuticos, muchas ofertas digitales no cumplen sus promesas. Algunas apps apenas se utilizan, otras no muestran una eficacia significativa o fracasan por falta de integración en las vías asistenciales existentes.

La brecha entre la innovación tecnológica y la práctica clínica diaria sigue siendo grande. Muchos centros psiquiátricos carecen de la infraestructura, la formación y el marco jurídico necesarios para utilizar eficazmente las herramientas digitales. Muchos profesionales se sienten poco preparados, abrumados o escépticos ante la avalancha de ofertas digitales. También hay diferentes actitudes entre los pacientes: Algunos son curiosos y abiertos, otros reservados o críticos. Esta discrepancia demuestra que la digitalización no debe aplicarse simplemente a través de la tecnología, sino mediante la estructura, la comunicación y la confianza.

9.2 La digitalización como proyecto de ética médica

La psiquiatría es un campo muy sensible, no sólo porque se ocupa de la experiencia subjetiva, la angustia interior y la vulnerabilidad social, sino también porque está históricamente vinculada a mecanismos de control y exclusión. En este contexto, la cuestión del encuadre ético de los instrumentos digitales adquiere especial relevancia. La recogida, el tratamiento y el análisis algorítmico de los estados mentales de afectan a cuestiones fundamentales de autonomía, privacidad, transparencia y atención.

Las herramientas digitales pueden ayudar a intervenir en una fase temprana, pero también pueden controlar, patologizar o crear presión. Pueden fomentar la autoeficacia o conducir a una nueva forma de dependencia. Pueden orientar o restar poder a través de diagnósticos automatizados y recomendaciones algorítmicas. El uso de teléfonos inteligentes en psiquiatría requiere, por tanto, una orientación coherente con los principios éticos de la medicina: preservar la autonomía, evitar el daño, ofrecer una atención activa y un acceso justo.

En la psiquiatría digitalizada, cada decisión técnica debe ser también una decisión moral. No se trata sólo de lo que es posible, sino de lo que es justificable, responsable y útil. Esta consideración no puede dejarse únicamente en manos de los desarrolladores o las empresas. Debe formar parte de un amplio discurso social, profesional y político.

9.3 El papel de los pacientes en la psiquiatría digital

Una promesa central de la digitalización es: más participación, más autodeterminación, más voz. De hecho, las herramientas digitales permiten a muchas personas afectadas enfrentarse a su enfermedad de forma más activa: pueden documentar síntomas, reconocer correlaciones, probar estrategias y ayudar a dar forma al curso del tratamiento. Al mismo tiempo, el papel del paciente está cambiando radicalmente: de receptor pasivo de medidas médicas a "productor de datos" activo, "autoobservador" y "coterapeuta".

Este nuevo papel no es sólo una oportunidad, sino también una carga. Requiere autocompetencia, alfabetización digital, reflexión crítica y estabilidad emocional. Las personas en crisis aguda, con deficiencias cognitivas o con escasos conocimientos sobre salud y tecnología podrían verse sistemáticamente desfavorecidas o sobrecargadas por ello. Por tanto, la psiquiatría digital debe concebirse de forma inclusiva: No sólo debe funcionar para personas bien conectadas, autorreflexivas y conocedoras de la tecnología, sino también para quienes necesitan un apoyo especial.

El reto clave es entender la participación digital como un derecho y no como una obligación. Nadie debe verse obligado a digitalizar su salud mental. Al mismo tiempo, quienes deseen hacerlo deben ser acompañados y apoyados con seguridad, mediante información transparente, tecnología accesible, apoyo individualizado e integración profesional en los procesos terapéuticos.

9.4 Escenarios futuros: ¿Hacia dónde se dirige la psiquiatría digital?

Los próximos años serán decisivos para el rumbo que tome la digitalización de la psiquiatría. Se pueden concebir diferentes escenarios, dependiendo de cómo interactúen los factores tecnológicos, políticos y sociales:

Un escenario inicial es el de la **psiquiatría digital integrada**. En este escenario, los teléfonos inteligentes, la tecnología de sensores, los sistemas de IA y las plataformas están conectados de tal manera que se hace posible una atención continua, personalizada e intersectorial. Los pacientes ya no experimentarán su terapia como un proceso fragmentado entre el médico de cabecera, el psicoterapeuta, la clínica y la asistencia posterior, sino como un apoyo continuo y coordinado que tiene en cuenta la realidad de sus vidas y responde a sus necesidades individuales. En un escenario así, la tecnología digital se convierte en un medio de conexión entre las personas, no un sustituto de las relaciones, sino una extensión de las mismas.

Un segundo escenario es el de la **transformación tecnológica**, en el que los sistemas digitales tienen un efecto determinante más que de apoyo. En este caso, los sistemas de IA se hacen cargo de las decisiones sobre el curso de la terapia, las plataformas controlan el acceso a la atención y los usuarios quedan atrapados en un ciclo de evaluaciones automatizadas. Se pierde el nivel de relación , el poder de interpretación de los afectados y la libertad terapéutica. Este escenario no es necesariamente distópico, pero plantea exigencias considerables en materia de regulación, ética y control institucional.

Un tercer escenario es el de la **decepción digital**, en el que muchas esperanzas no se hacen realidad. La tecnología sigue fragmentada, los sistemas son incompatibles y su utilización se limita a unos pocos proyectos piloto. No se llega a la mayoría de los pacientes, disminuye la confianza en los servicios digitales y surge una nueva forma de desigualdad digital. Este escenario exige una evaluación realista de las posibilidades y un cuidadoso seguimiento científico.

El camino más probable se encuentra entre estos polos: un desarrollo cautelosamente optimista que combine la innovación técnica con la responsabilidad ética, la reflexión profesional y el diseño participativo.

9.5 La psiquiatría en la era digital: una tarea para toda la sociedad

La digitalización de la psiquiatría no es una cuestión de instituciones, sectores o grupos profesionales individuales. Afecta a todo el sistema sanitario, al discurso social sobre la enfermedad mental, a la regulación política de la tecnología y, por último, pero no por ello menos importante, a nuestra imagen de la humanidad. Plantea la cuestión de cómo tratamos la vulnerabilidad, la desviación, la autonomía y la necesidad de ayuda, y cómo utilizamos la tecnología digital sin perder nuestra comprensión del cuidado y las relaciones.

Por eso necesitamos algo más que excelencia tecnológica. Hace falta una postura común: sobre el papel de la tecnología en la medicina, sobre la responsabilidad social de la innovación, sobre la inclusión de los afectados en los procesos de desarrollo y sobre la garantía de la igualdad de oportunidades en una sociedad digitalizada.

Sólo si conseguimos entender la psiquiatría digital como un proyecto colectivo -interdisciplinar, multiperspectivo, centrado en las personas- podremos aprovechar realmente su potencial. Los teléfonos inteligentes en psiquiatría no son sólo herramientas, sino también símbolos de una medicina en transición. Simbolizan la cuestión de cómo queremos sufrir, ayudar, apoyar y curar en el futuro.

La respuesta a esta pregunta no reside únicamente en el algoritmo, sino en nuestra actitud.

9.6 Bibliografía (Capítulo 9)

Beauchamp, T. L., & Childress, J. F. (2019). *Principios de ética biomédica* (8ª ed.). Oxford University Press.

Blease, C. R., Kharko, A., Bernstein, M. H., & Kaptchuk, T. J. (2021). El aprendizaje automático y el futuro de la toma de decisiones clínicas. *The Lancet Digital Health, 3*(1), e10-e11. https://doi.org/10.1016/S2589-7500(20)30272-2

Byrne, D., & O'Donoghue, B. (2023). El futuro de la psiquiatría: Integración de las tecnologías digitales en la práctica clínica. *Boletín BJPsych, 47*(1), 6-13. https://doi.org/10.1192/bjb.2022.42

Denecke, K., Gabarron, E., & Hansen, M. (2022). Retos éticos de la inteligencia artificial en psiquiatría y salud mental. *Digital Health, 8*, 20552076221116445. https://doi.org/10.1177/20552076221116445

Gaebel, W., Zielasek, J., & Kerst, A. (2020). El futuro de la atención a la salud mental: Psiquiatría digital, salud mental electrónica y psiquiatría aumentada. *Archivos Europeos de Psiquiatría y Neurociencia Clínica, 270*, 865-872. https://doi.org/10.1007/s00406-020-01130-0

Insel, T. R. (2021). *Curación: Nuestro camino de la enfermedad mental a la salud mental*. Penguin Press.

Kariotis, T. C., Prictor, M., & Johnson, H. (2022). Ethics and governance of digital mental health: Scoping review. *Journal of Medical Internet Research, 24*(8), e34800. https://doi.org/10.2196/34800

Klein, J. P., Schultner, M., & Stüben, M. (2021). Between care gap and digital overuse - Retos éticos de la psiquiatría digital. *Ethics in Medicine, 33*, 313-325. https://doi.org/10.1007/s00481-021-00640-4

Montag, C., y Walla, P. (2021). Carpe diem instead of losing your social mind: Beyond digital addiction and why we all suffer from digital overuse. *Addictive Behaviors Reports, 13*, 100349. https://doi.org/10.1016/j.abrep.2021.100349

Torous, J., & Roberts, L. W. (2017). Innovación necesaria en salud digital y aplicaciones de teléfonos inteligentes para la salud mental: Transparencia y confianza. *JAMA Psychiatry, 74*(5), 437-438. https://doi.org/10.1001/jamapsychiatry.2017.0262

Organización Mundial de la Salud. (2021). *Orientación sobre intervenciones de salud digital: Documento de trabajo.* https://www.who.int/publications/i/item/9789240020924

10 Perspectivas de investigación y retos metodológicos

La investigación sobre el uso de teléfonos inteligentes en psiquiatría se encuentra en una fase de desarrollo dinámica, aunque conceptual y metodológicamente difícil. Mientras que la investigación médica tradicional se basa en intervenciones claramente definibles, entornos controlables y supuestos lineales de causalidad, la evaluación de las aplicaciones digitales plantea nuevas exigencias en materia de diseño de estudios, recogida de datos, interpretación y transferibilidad. En esta zona de tensión entre la dinámica de la innovación y el rigor científico, surgen numerosas cuestiones abiertas que requieren una consideración diferenciada.

10.1 Del estudio clínico a la realidad cotidiana

Tradicionalmente, el ensayo controlado aleatorio se considera el patrón oro para evaluar las intervenciones médicas. Sin embargo, este modelo está alcanzando sus límites en el campo de la psiquiatría digital en particular. La personalización de los contenidos digitales, la naturaleza altamente dinámica de su uso, el constante perfeccionamiento de los programas informáticos y la estrecha relación con las situaciones cotidianas son difíciles de trasladar al diseño rígido de los estudios de eficacia tradicionales. A ello se suman las elevadas tasas de abandono, las muestras selectivas, la escasa validez externa de y los problemas éticos que plantea el grupo de comparación ("placebos digitales" casi imposibles de definir).

También se plantea la cuestión de si la evaluación de las aplicaciones digitales debe basarse principalmente en criterios de valoración clínicos, o si otros criterios como la retención del usuario, la autoeficacia, la adherencia, el empoderamiento y el bienestar subjetivo deben ocupar un lugar central. Estas consideraciones exigen una ampliación del marco clásico de evaluación hacia estudios de diseño híbrido que integren métodos cuantitativos y cualitativos, se diseñen longitudinalmente e incluyan explícitamente la perspectiva del usuario.

10.2 Retos de la recopilación y calidad de los datos

La fuerza de las aplicaciones digitales reside en la capacidad de registrar continuamente grandes cantidades de datos de uso y comportamiento, los llamados datos del mundo real. Sin embargo, estos datos están sujetos a fluctuaciones considerables, a menudo son incompletos, dependen del contexto y son difíciles de normalizar metódicamente. Un podómetro no sólo mide la actividad física, sino también el comportamiento de uso del dispositivo. La información sobre el estado de ánimo depende de la sensación subjetiva del día, la conveniencia social o el diseño de la aplicación. Las grabaciones de voz son sensibles a los ruidos ambientales, el estado emocional y los matices lingüísticos.

Esta heterogeneidad exige nuevos conceptos de validación de datos, comprobación de verosimilitud e interpretación. Además, los datos digitales son susceptibles de errores técnicos, caídas del sistema, problemas de compatibilidad y conflictos de versiones. Por tanto, la calidad de la investigación no sólo depende de la metodología, sino también de la infraestructura técnica y los conocimientos sobre datos de los investigadores.

Otro problema es la vinculación de datos: ¿Cómo pueden integrarse, ponderarse y analizarse de forma significativa distintos tipos de datos, como el movimiento, el habla, las respuestas de texto, el comportamiento de uso de las aplicaciones y las valoraciones clínicas? Para ello se necesitan conocimientos interdisciplinarios, nuevos formatos de evaluación y normas transparentes que permitan su reproducción.

10.3 Cuestiones éticas en la investigación digital

La investigación psiquiátrica digital se enfrenta a datos sensibles que interfieren profundamente en la experiencia personal, el comportamiento y el entorno de los participantes. Los requisitos de consentimiento informado, protección de datos y minimización de riesgos son, en consecuencia, elevados. Los participantes deben comprender qué datos se recogen, cómo se almacenan y procesan y qué consecuencias pueden tener. En la práctica, esto suele ser difícil, no sólo por la complejidad de la tecnología, sino también por el bajo nivel de alfabetización en salud digital de muchos de los afectados.

Se plantea un problema ético particular cuando los sistemas digitales detectan estados críticos, como riesgo de suicidio, episodios depresivos graves o estados psicóticos agudos. ¿Debe activarse una alerta automática en estos casos? ¿Quién es responsable si el algoritmo acierta o se equivoca? La investigación en este campo se mueve en una zona ética gris que requiere una reflexión continua, directrices claras y el apoyo institucional de comités de ética y sociedades profesionales.

También está la cuestión de la información a los participantes en el estudio: ¿tienen derecho a ver sus datos, comprender su análisis o recibir recomendaciones para la acción? ¿O es la investigación digital un acaparamiento unilateral de datos sin retroalimentación? Aquí queda claro que la investigación en la era digital debe replantearse no sólo en términos de metodología, sino también de comunicación.

10.4 Requisitos para los enfoques de investigación interdisciplinarios

La investigación sobre aplicaciones digitales en psiquiatría requiere una estrecha colaboración entre psiquiatría, psicología, informática, ética, ciencias sociales y economía de la salud. Las disciplinas tradicionales están llegando a sus límites. Los clínicos no disponen por sí solos de los conocimientos técnicos necesarios para el tratamiento de datos. Los informáticos, por su parte, no suelen conocer las clasificaciones psiquiátricas ni los procesos terapéuticos. Las ciencias sociales y la ética también son fundamentales, por ejemplo a la hora de analizar las expectativas de los usuarios, las actitudes ante la tecnología, los procesos de participación y los conflictos de valores.

El éxito de la investigación requiere, por tanto, no sólo equipos interdisciplinarios, sino también nuevas formas de lenguaje común, preguntas compartidas y metodología integrada. Esto significa también que hay que redefinir la excelencia científica: No sólo deben establecerse como criterios de calidad científica las publicaciones en revistas científicas, sino también los procesos de desarrollo co-creativos, los formatos de datos abiertos, las formas transdisciplinares de comunicación y el impacto real en la práctica asistencial y en el bienestar de los pacientes.

10.5 Perspectivas de investigación futura

La investigación sobre el uso de smartphones en psiquiatría está aún en sus inicios. En el futuro, será necesario realizar estudios diferenciados sobre trastornos específicos, grupos de edad, intensidades de uso y formas de atención. Los siguientes temas parecen especialmente relevantes:

- *Seguimiento a largo plazo*: ¿Hasta qué punto es estable el beneficio de las intervenciones digitales a lo largo de meses y años? ¿Qué factores influyen en el cumplimiento y el efecto a largo plazo?

- *Personalización*: ¿Qué aplicaciones digitales funcionan para qué personas, en qué situaciones vitales, con qué trastornos... y por qué?

- *Atención combinada*: ¿Cómo puede evaluarse el efecto de las herramientas digitales en combinación con la psicoterapia clásica, la psicofarmacología y el apoyo social?

- *Efectos económicos sobre la oferta*: ¿Qué costes se generan y cuáles se ahorran? ¿Cómo cambia la utilización de los recursos en el sistema sanitario?

- *Investigación participativa*: ¿cómo implicar sistemáticamente a pacientes, familiares y especialistas en la investigación y el desarrollo?

El futuro de la investigación en psiquiatría digital reside en la combinación de espíritu innovador y rigor científico. Solo a través de una investigación de alta calidad, interdisciplinar y éticamente responsable, el uso de los smartphones podrá convertirse en un verdadero avance para las personas con enfermedades mentales, y no en la próxima moda sanitaria efímera.

10.6 Diagrama de las dimensiones de la investigación

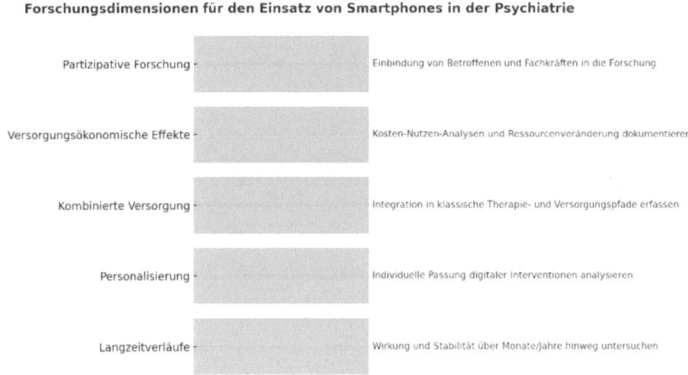

10.7 Panorama de los programas de investigación existentes

Programas de investigación sobre el uso de smartphones en psiquiatría

Alemania: Ministerio Federal de Educación e Investigación (BMBF) - "Salud digital / Salud 4.0"

El BMBF financia numerosos proyectos de salud digital en el marco de la estrategia "Investigación sanitaria - Investigación para las personas". El campo de acción "Salud digital / Salud 4.0" se centra en proyectos que desarrollan y evalúan nuevas tecnologías digitales para el diagnóstico, la terapia y la prevención. Se favorecen especialmente los consorcios interdisciplinarios que desarrollan y evalúan clínicamente aplicaciones digitales sobre una base científicamente sólida.

Un ejemplo importante es el programa de financiación **"Medical Informatics Initiative"**, cuyo objetivo es permitir el intercambio estructurado y la utilización de datos médicos más allá de las fronteras institucionales. También pueden optar a financiación los proyectos destinados a mejorar la atención a la salud mental, por ejemplo mediante sistemas de detección precoz basados en datos o terapias concomitantes basadas en IA.

Prioridades de financiación:

- Biomarcadores digitales
- Apoyo terapéutico mediante smartphone
- Interoperabilidad de las aplicaciones
- La IA en el diagnóstico de las enfermedades mentales

Financiación de la UE: Horizon Europe - Cluster Health (2021-2027)

Como parte del programa marco de investigación de la UE **Horizonte Europa, el "Clúster 1: Salud"** es fundamental para los proyectos de digitalización de la salud mental. Las líneas de financiación especialmente relevantes dentro de este clúster abordan temas como "Herramientas de predicción, prevención y seguimiento de los trastornos de salud mental" o "Soluciones digitales de confianza y ciberseguridad en la salud".

Horizonte Europa promueve explícitamente la integración de las tecnologías digitales en los sistemas de atención a la salud mental, el desarrollo de plataformas interoperables y la realización de estudios internacionales sobre la eficacia y seguridad de las aplicaciones digitales.

Ejemplos de proyectos:

- **MENTBEST** - La salud mental y la IA en una comparación europea
- **IMI2 (Iniciativa sobre Medicamentos Innovadores)**: programas para la digitalización de la investigación clínica

Prioridades de financiación:

- Estudios sobre modelos internacionales
- Digitalización con reflejo ético
- Código abierto y enfoques de laboratorio del mundo real

Fundación Alemana de Investigación (DFG): Programas prioritarios y financiación individual

La DFG apoya la investigación en psiquiatría digital principalmente a través de **financiación individual**, programas coordinados (Programas Prioritarios) o becas . Se solicitan especialmente propuestas interdisciplinares que combinen conocimientos médicos, técnicos y de ciencias sociales. La atención se centra tanto en cuestiones científicas básicas como en cuestiones orientadas a la aplicación.

La investigación de la DFG sobre temas como **"Cambio digital en medicina"**, **"Ética de los algoritmos"**, **"Tecnología y subjetividad"** o **"Cambio de la comunicación médico-paciente a través de los medios digitales"** también ofrece puntos de partida para proyectos de psiquiatría digital.

Prioridades de financiación:

- Fundamentos teóricos de la interacción persona-tecnología
- Acompañamiento ético y sociológico de la investigación
- Análisis de innovación sobre IA en psiquiatría

Fondo de innovación en el Comité Mixto Federal (G-BA)

El Fondo de Innovación de la G-BA es una importante fuente nacional de financiación de proyectos que ponen a prueba formas innovadoras de asistencia en el sector sanitario. En varias rondas de financiación se han aprobado proyectos relacionados con aplicaciones digitales para mejorar la salud mental, como el apoyo digital a la depresión en , la prevención de recaídas en trastornos bipolares mediante aplicaciones o modelos de telemedicina para regiones estructuralmente débiles.

Características especiales:

- Investigación sobre servicios sanitarios orientada a la práctica
- Combinación de atención tradicional y uso de herramientas digitales
- Centrarse en la transferibilidad a la atención estándar

Ejemplos de proyectos:

- **@home** - Aplicación de prevención del suicidio
- **SmartAssist**: apoyo digital en el postratamiento psiquiátrico

Infraestructuras nacionales de datos de investigación (NFDI) - centradas en NFDI4Health

La iniciativa **NFDI4Health** pretende poner en red datos sanitarios para uso científico. Está financiada por la DFG y ofrece un entorno estructurado para proyectos que deseen utilizar datos sanitarios digitales, también en el campo de la salud mental. En concreto, el proyecto "Psych-Meta-Project" de la NFDI4Health pretende facilitar el acceso sistemático a datos digitales procedentes de la investigación y la práctica en para estudios psicológicos y psiquiátricos.

Prioridades de financiación:

- Armonización de los conjuntos de datos psiquiátricos
- Uso secundario de datos rutinarios y datos de aplicaciones
- Desarrollo de plataformas de investigación interoperables

La OMS y las ONG internacionales: impulsos a la investigación con un enfoque global

Organizaciones internacionales como **la Organización Mundial de la Salud (OMS)** o el **Programa de Salud Mental del Wellcome Trust** también están iniciando y financiando cada vez más estudios y proyectos piloto sobre salud mental digital, especialmente centrados en países de renta baja y media, pero también en grupos vulnerables de todo el mundo.

La OMS, por , desarrolló el **"mHealth Evidence Reporting and Assessment (mERA) Framework"**, que se considera la base metodológica para la evaluación de proyectos de salud digital. Su objetivo es mejorar la comparabilidad, transparencia y eficacia de tales iniciativas.

Prioridades de financiación:

- Estructuras de estudio globalmente comparables
- Normas éticas para el intercambio internacional de datos
- Evaluación de aplicaciones sanitarias en regiones desatendidas

Cuadro: Programas de investigación por dimensiones

Patrocinador de la investigación / Programa	Enfoque típico	Grupo destinatario	Importancia psiquiátrica
BMBF - Salud 4.0	Proyectos interdisciplinarios de digitalización	Universidades, hospitales universitarios, empresas	Gran importancia para el desarrollo de aplicaciones, la

Patrocinador de la investigación / Programa	Enfoque típico	Grupo destinatario	Importancia psiquiátrica
		de nueva creación	detección precoz y la supervisión
UE - Horizonte Europa	Investigación internacional sobre servicios sanitarios digitales	Consorcios de investigación, clínicas	Proyectos de plataformas, evaluación de IA, normas éticas
DFG	Investigación básica, proyectos transdisciplinarios individuales	Universidades, institutos	Estudios a largo plazo, investigación ética, análisis sociotécnico
G-BA - Fondo de Innovación	Proyectos modelo para la atención estándar	Proveedores sanitarios, clínicas	Pruebas prácticas de soluciones de suministro digital
NFDI4Health	Infraestructura de datos de investigación y datos abiertos	Redes de datos, hospitales universitarios	Datos secundarios, bases de datos de aplicaciones, interfaces clínicas
OMS / ONG	Normalización metódica,	Países socios de la OMS,	Directrices internacionales, uso de

Patrocinador de la investigación / Programa	Enfoque típico	Grupo destinatario	Importancia psiquiátrica
	suministro global	redes de investigación	datos en regiones en crisis

10.8 Proyectos internacionales de investigación sobre el uso de smartphones en psiquiatría.

RADAR-CNS (Evaluación a distancia de la enfermedad y la recaída - Trastornos del sistema nervioso central)

Coordinación: King's College de Londres / IMI (UE)
Duración: 2016-2021
Países asociados: Reino Unido, España, Italia, Países Bajos, Dinamarca, Alemania y Bélgica
Financiación: Iniciativa sobre Medicamentos Innovadores (UE/EFPIA)

El proyecto **RADAR-CNS** es uno de los proyectos internacionales más amplios hasta la fecha para la monitorización de enfermedades psiquiátricas mediante teléfonos inteligentes ( ) y dispositivos portátiles (wearables). El objetivo era utilizar datos digitales para la detección precoz de recaídas en **la depresión, la epilepsia y la esclerosis múltiple**. Pacientes de varios países fueron monitorizados durante meses mediante sensores, aplicaciones, funciones de diario y recogida pasiva de datos.

Resultados:

- Desarrollo de marcadores digitales validados para las recaídas depresivas
- Enfoques de aprendizaje automático para predecir los cambios de humor
- Establecimiento de normas técnicas para la vigilancia del mundo real

BEHAPP - Pasaporte sanitario comportamental

Institución: Radboud University Medical Centre, Países Bajos

Duración: desde 2018

Grupo destinatario: adultos jóvenes, detección precoz de la evolución esquizofrénica

BEHAPP es un proyecto de investigación que recoge continuamente datos sobre el comportamiento digital (por ejemplo, GPS, tiempo de pantalla, patrones de comunicación) de pacientes en situación de riesgo con el fin de **identificar indicios iniciales de desarrollo de psicosis**. La aplicación está diseñada de forma pasiva para minimizar el estrés subjetivo y se está evaluando en centros de detección psiquiátrica.

Puntos focales:

- Prevención de la psicosis mediante el reconocimiento digital de patrones
- Protección de datos y aceptación entre grupos vulnerables
- Integración en programas públicos de intervención psiquiátrica precoz

LAMP - Aprender, Evaluar, Gestionar, Prevenir

Director: Beth Israel Deaconess Medical Centre / Harvard Medical School

Duración: desde 2017

Grupo destinatario: depresión, trastorno bipolar, trastornos de ansiedad

Financiación: NIH (EE.UU.)

La plataforma **LAMP** es un proyecto de código abierto diseñado tanto para investigación como para uso clínico. Permite la monitorización activa y pasiva de , comentarios de los usuarios, ejercicios de regulación de las emociones y análisis de datos personalizados. La plataforma permite ejecutar en paralelo varios protocolos de investigación, con especial atención a la **investigación participativa**.

Innovaciones:

- Combinación de investigación clínica y autogestión
- Arquitectura escalable y modular para estudios personalizados
- Elevada distribución internacional gracias a la licencia abierta

Mindstrong Health (EE.UU.)

Financiación: Sector privado + NIH + Fundación Gates
Modelo: Diagnóstico digital asistido por IA mediante la interacción cotidiana con el smartphone

La empresa **Mindstrong Health** ha desarrollado una aplicación que obtiene **biomarcadores de comportamiento digital** a partir de la conducta al teclear, los patrones de navegación y el uso del lenguaje para modelar estados mentales. La plataforma se ha utilizado en varios estudios multicéntricos - , por ejemplo, para la detección precoz de fases depresivas en el trastorno bipolar o para monitorizar la remisión esquizofrénica.

Críticas y potencial:

- Alta densidad de innovación, pero procesos de IA poco transparentes
- Preocupación por la protección y propiedad de los datos
- Ejemplo de colaboración público-privada en psiquiatría digital

CoMynd - Infraestructura de datos cognitivos y de salud mental

Países: Suecia, Dinamarca, Noruega, Finlandia

Duración: desde 2020

Financiación: NordForsk / Programa Conjunto de la UE para la Investigación de Enfermedades Neurodegenerativas (JPND)

CoMynd pretende establecer una **infraestructura de datos** común **para la salud mental digital** en Escandinavia. La plataforma enlaza historiales electrónicos de pacientes, aplicaciones para teléfonos inteligentes, dispositivos portátiles y datos de registro para permitir **análisis de macrodatos** en los ámbitos de la demencia, la depresión y las adicciones.

Características especiales:

- Combinación de datos clínicos y del entorno vital

- Centrarse en la interoperabilidad y el uso de datos bajo control público
- Proyecto modelo de integración europea de datos con gobernanza ética

Programa BeHe@lthy BeMobile de la OMS/UIT

Coordinación: Organización Mundial de la Salud (OMS) y Unión Internacional de Telecomunicaciones (UIT)

Objetivo: atención móvil de salud mental en países de renta media

Países piloto: India, Filipinas, Etiopía, Ucrania

Este proyecto mundial se centra en ofrecer **soluciones sencillas y ampliables de sanidad móvil para la salud mental** en regiones desatendidas. Combina intervenciones basadas en SMS con servicios de información compatibles con teléfonos inteligentes y recursos locales de salud mental. Se centra en la ansiedad, el estrés, la prevención del suicidio y el trastorno de estrés postraumático.

Éxitos y retos:

- Gran alcance con infraestructura de bajo umbral
- Reto: adaptación cultural, barreras lingüísticas
- Reforzar la equidad digital mundial de la oferta

Cuadro: Resumen de los proyectos internacionales

Proyecto / Plataforma	Enfoque	Uso de la tecnología	Grupo destinatario	Origen / Promoción
RADAR-CNS	Detección precoz / seguimiento	Wearables, aplicaciones, ML	Depresión, epilepsia, esclerosis múltiple	IMI / UE
BEHAPP	Detección precoz de la evolución esquizofrénica	Seguimiento pasivo mediante smartphone	Adultos jóvenes con perfil de riesgo	NL Research / Radboud UMC
LÁMPARA	Recogida de datos y terapia participativas	Aplicación de código abierto, autoayuda, supervisión	Ansiedad, depresión, bipolaridad	NIH / EE.UU.
Mindstrong	Diagnósticos psicológicos asistidos por IA	Biomarcadores conductuales, comportamiento de mecanografía, lenguaje	Enfermos mentales crónicos	privado + NIH + Fundación Gates
CoMynd	Infraestructura integrada de	Datos multimodales,	Demencia, depresión, adicción	NordForsk / JPND

Proyecto / Plataforma	Enfoque	Uso de la tecnología	Grupo destinatario	Origen / Promoción
		datos sanitarios	registros, wearables	
BeHe@lthy BeMobile (OMS/UIT)	Sistemas de sanidad móvil escalables en todo el mundo	SMS, aplicación, línea directa, apoyo comunitario	PIBM, grupos de población vulnerables	OMS/UIT

11 Palabras finales

La psiquiatría se encuentra hoy en un punto de inflexión. Mientras que las enfermedades mentales aumentan en todo el mundo y los sistemas sanitarios están llegando a sus límites en muchos lugares, la digitalización está abriendo nuevas vías para detectar antes el sufrimiento mental, tratarlo de forma más específica y ofrecer un mejor apoyo a largo plazo. Los teléfonos inteligentes, diseñados originalmente como dispositivos cotidianos de comunicación y entretenimiento, se están convirtiendo cada vez más en instrumentos de uso médico con valor añadido clínico, social y terapéutico. Pueden hacer algo más que enviar mensajes: pueden ayudar a comprender y reconocer la angustia humana y transformarla en procesos curativos.

Este libro ha demostrado que el uso de teléfonos inteligentes en psiquiatría no es un fin técnico en sí mismo. Es un esfuerzo interdisciplinar, éticamente desafiante y socialmente relevante que está cambiando -y enriqueciendo- nuestra comprensión de la enfermedad, la ayuda y las relaciones. La combinación de medicina basada en la evidencia, innovación tecnológica y empatía humana crea un nuevo terreno terapéutico: más cercano a la realidad de la vida de los afectados, más sensible a las progresiones individuales y más abierto al diseño participativo.

Al mismo tiempo, la digitalización por sí sola no cura el alma. Pero puede abrir puertas donde antes no las había.

puede tender puentes entre la asistencia y la vida cotidiana, entre la prevención y la intervención, entre la experiencia y la responsabilidad personal. Para que esto tenga éxito, no necesitamos una fe ciega en los algoritmos, sino reglas inteligentes, valores compartidos y una nueva cultura de la escucha: de los pacientes, de la tecnología y de lo que podemos ser en psiquiatría si le damos forma juntos.

El futuro de la psiquiatría no es ni digital ni humano, sino ambas cosas a la vez. Y si lo abordamos con valentía, sentido de la proporción y compasión, la posibilidad tecnológica se convertirá en una realidad terapéutica. La psiquiatría del mañana empieza hoy: en el bolsillo, en el diálogo, en la confianza. Aprovechémoslo.